새의치 제작을 위한 현의치에 숨겨진 단서 찾기

의치 진단 트레이닝

Find hidden clues from current denture for new denture

새의치 제작을 위한 현의치에 숨겨진 단서 찾기

의치 진단 트레이닝

Matsuda Kenichi 저

노관태 역

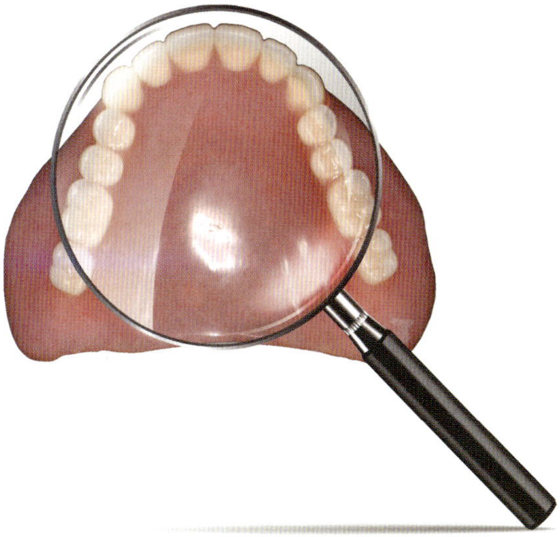

대한나래출판사

DaehanNarae Publishing, Inc.

SK V1 Tower 1507
Younmujang 5 gagil 25, Sungdong-gu
Seoul 04782, Korea
TEL: +82-2-922-7080
FAX: +82-2-922-0841
E-mail: nrpub@naver.com
Website: www.nrbooks.kr

現義歯から読み解く新義歯への手がかり
松田謙一 著
医歯薬出版株式会社(東京), 2019

This book was originally published in Japanese under the title of:
Find Hidden Clues from Current Denture for New Denture
Author: Kenichi Matsuda
ⓒ 2019 1st ed.
ISHIYAKU PUBLISHERS, INC.
7-10, Honkomagome 1 Chome, Bunkyo-ku
Tokyo 113-8612, Japan

새의치 제작을 위한 현의치에 숨겨진 단서 찾기 - 의치 진단 트레이닝

발행일 2021년 9월 5일
저자 Matsuda Kenichi
역자 노관태
발행인 최용원
편집디자인 장순임
표지디자인 장순임
교정·교열 염정혜
발행처 **대한나래출판사** (등록 제2012-000051호/1994.6.10)
주소 서울시 성동구 연무장 5가길 25, 성수역 SK V1 Tower 1507호 (성수동 2가 315-61)
전화 (02) 922-7080
팩스 (02) 922-0841
이메일 nrpub@naver.com
홈페이지 www.nrbooks.kr

ISBN 978-89-5741-813-0

정가 50,000원

Printed in Korea

머리말

– 현 의치에서 얻을 수 있는 정보의 중요성

대부분의 치과 치료에서 환자가 어떠한 증상으로 치과에 내원했을 때, 치과의사는 문진을 한 후 해당 치아에 대해 충분히 검사를 시행하고 나서 치료 방침을 결정하는 것이 일반적이다. 그러나 총의치를 가진 환자가 똑같이 어떠한 증상으로 내원했을 때는 어떨까? 자칫하면 '현 의치 상태를 살피는 것보다 그 환자의 조건에서 최대한 좋은 의치를 만드는 쪽이 나으니까……'라든가, '현 의치의 문제점을 따지는 것은 이전 치료한 의사에 대한 비판이 되기 때문에 해서는 안 되지……'라고 생각하는 독자가 있을지 모른다. 그 결과 현 의치 검사는 '이 의치는 오래되었으니까(또는 좋지 않으니까) 새로운 것을 만들자!' 라고 하여, 현 의치의 상태를 상세하게 검사하지 않고 '자, 어서 첫 번째 본뜨기를 하자!'라며 초진 시부터 갑자기 예비인상을 채득하는 것은 아닐까?

분명 현 의치가 어떻든, 새 의치를 제작하는 임상 단계에는 별로 영향이 없을지도 모르지만 현 의치의 상태를 검사하고 파악하는 것은 사실 빼놓을 수 없는 과정이라고 생각한다. 그 이유는 두 가지다.

하나는 현 의치의 상태를 검사하여 주요 증상이 생긴 원인을 이해하고 새 의치 제작의 단서로 삼기 위해서다. 다시 말하면 왜 현 의치가 좋지 않은지, 왜 그러한 증상이 생겼는지 이해하지 못한다면 갑자기 무턱대고 새 의치를 만들어도 이전 치과의사와 같은 전철을 밟을 가능성도 충분하다.

두 번째 이유는 현 의치의 상태 및 문제점을 파악하여 환자가 가진 치조제 조건이나 악간관계 등 치료의 난이도에 관련된 요인과 자기 자신의 역량 등을 파악하면 주요 증상의 개선 정도와 기능 회복의 정도를 치료 전에 미리 예측할 수 있기 때문이다. 그리고 그 예측 결과를 환자에게 전달하고 공유한 후에 치료를 시작하는 것은 결과적으로 환자 만족도 향상으로 이어질 것이다.

즉, 현 의치에 대한 정보를 상세하게 수집하는 단계는 언뜻 보면 우회적인 것처럼 보이지만 사실은 새 의치의 성공으로 가는 지름길이라고 할 수 있다.

하지만 현 의치의 상태를 검사·진단하는 내용에 대해 현재의 교육 현장에서는 충분히 다루지 않는 것 같다. 일본보철치과학회에서 감수한 체크리스트가 존재하지만 수집한 문제의 원인으로서 무엇을 생각할 수 있는지, 그 정보를 어떻게 활용할지까지는 충분히 다루지 않고 있다. 따라서 본서에서는 환자가 가지고 있는, 어떠한 문제가 있는 현 의치를 제시하고 그것에서 얻을 수 있는 정보를 정리하고 고찰해 보고자 한다.

이 책이 독자 여러분의 현 의치를 '진찰하는 눈'을 기르는 데 도움이 되기 바란다.

2019년 6월 길일

Matsuda Kenichi(松田謙一)

역자 약력

노 관 태

- 경희대학교 치과대학 졸업, 치의학 박사
- 경희대학교 치과병원 보철과 수련
- Tokyo Dental College Visiting Professor
- BPS Clinical Instructor
- (현) 경희대학교 치과대학 보철과 부교수

역자 서문

필자인 마쓰다 선생은 최근 일본에서 열심히 총의치 임상과 교육을 하고 있으며 한국에서도 수차례 강연을 하였다. 역자와는 동년배 치과의사로 교류도 하며 친분이 깊다. 마쓰다 선생에게서 굉장히 관찰력이 뛰어나고 섬세한 임상가라는 느낌을 많이 받았는데, 이 책의 의치 진단 과정, 내용들을 보면 필자의 섬세한 관찰력이 잘 느껴진다.

의치를 잘 만들기 위한 내용의 기존 총의치 책들과 달리, 기존 의치를 탐정처럼 면밀히 진단하고 치료의 결과를 예측하는 내용은 굉장히 신선하고 흥미롭다.

의치는 다른 보철물보다 환자의 악간관계, 하악의 편위, 수직고경 등 많은 정보를 포함하고 있다. 따라서 현 의치의 문제를 명확히 진단하고 위험 요소들을 잘 파악하여 그 정보를 바탕으로 새로운 의치 제작을 하면 더 좋은 의치를 환자에게 제공할 수 있을 것이라 생각한다. 술자가 의치의 문제점을 잘 진단하기 위해서는 올바른 인공치의 배열과 의치 형태를 잘 파악하고 있는 것도 중요하다.

모쪼록 독자 분들이 이 책의 정보들을 통해 환자 분에게 더 좋은 의치를 제공할 수 있기를 바란다. 끝으로 최용원 사장님을 비롯한 대한나래출판사 관계자 분들께 감사드린다.

2021년 8월

노 관 태

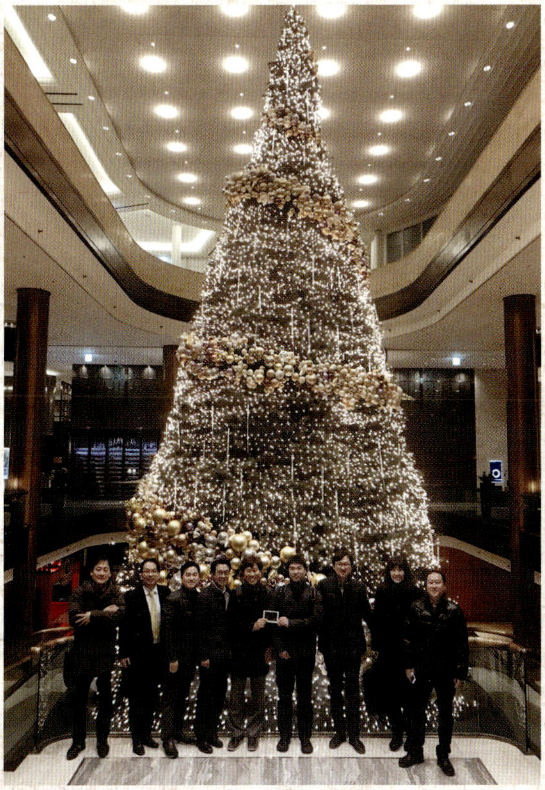

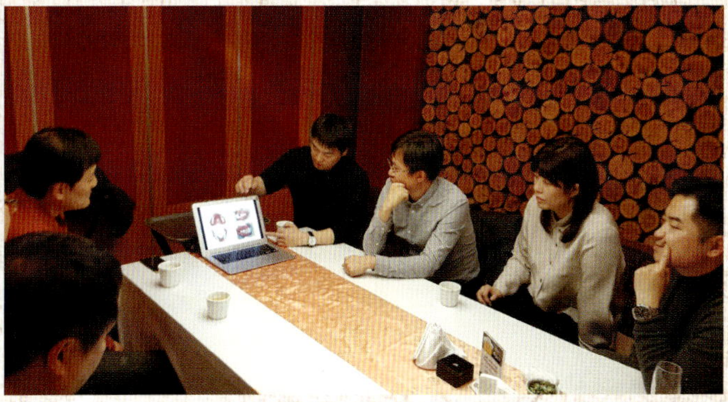

새의치 제작을 위한 현의치에 숨겨진 단서 찾기

의치 진단 트레이닝

Contents

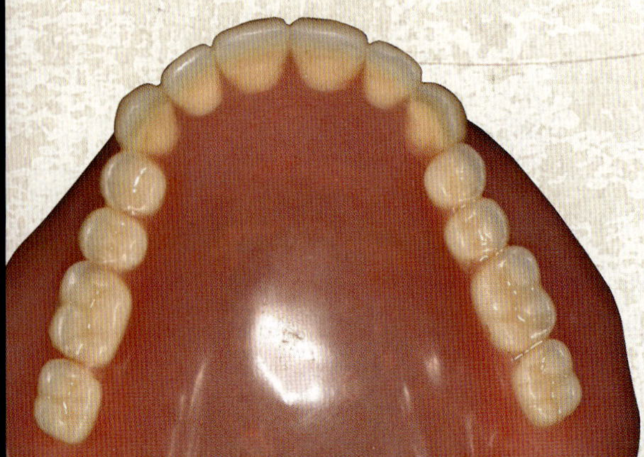

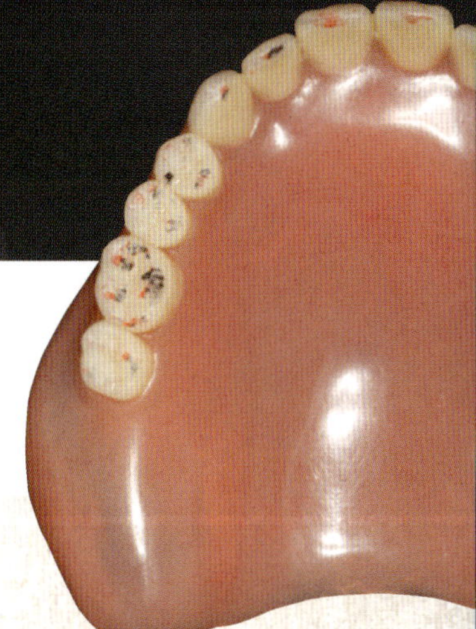

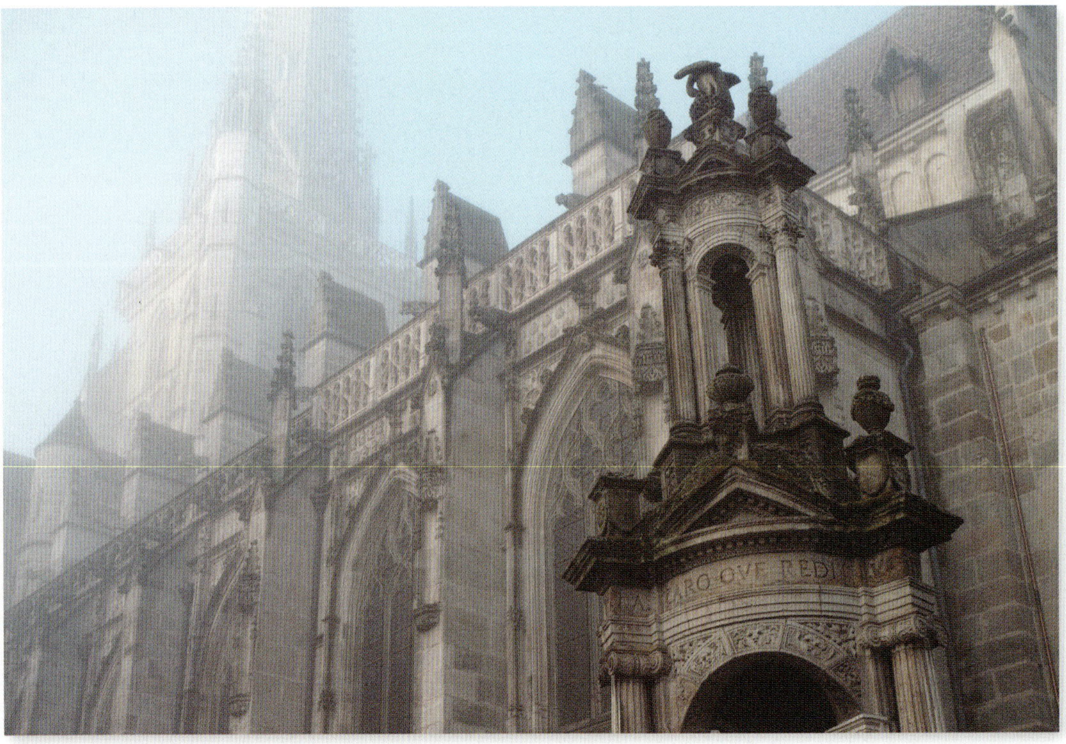

Saint Lazare Church, Autun (France)

LET'S ANALYSE!

CHAPTER 1

현 의치를 보고 환자의 주소를 예측해 보라!

증례 개요

환　　자: 70대 남성
주　　소: ?
현재 병력: 약 6개월 전에 이전에 다니던 병원에서 의치를 제작했다(그림 1~6). 식사 중에 종종 '주소' 증상을 느꼈는데, 아무리 조정해도 개선되지 않아 우리 병원으로 전원했다.

* 본 증례에서는 주소(chief complaint)를 물음표로 해 놓았으니 예측해 보기 바란다.

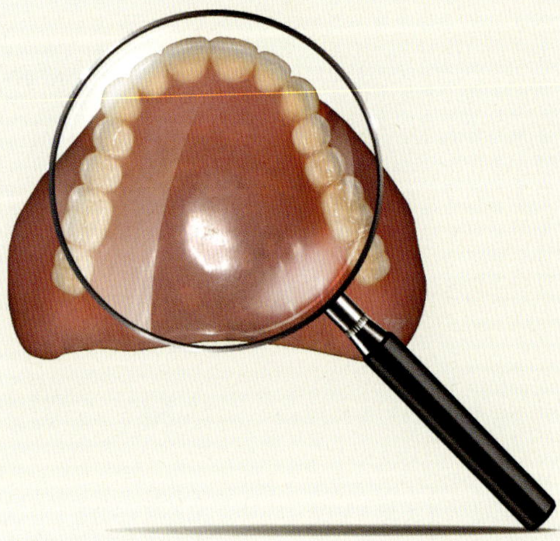

Memo

Check Details

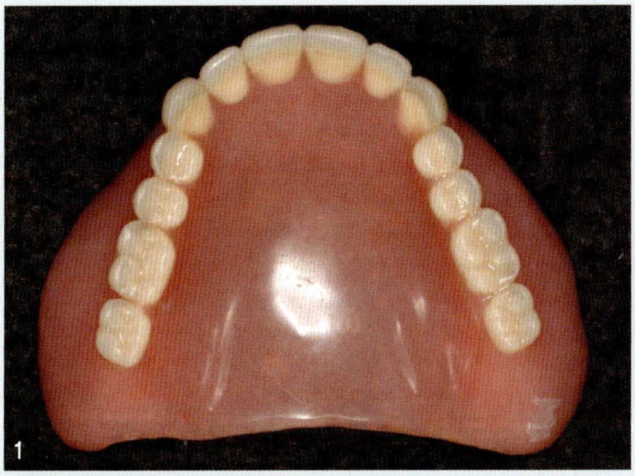
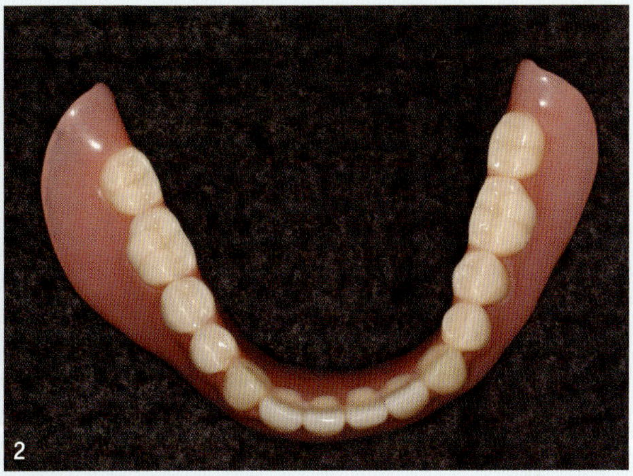

그림 1, 2. 현 의치, 교합면.

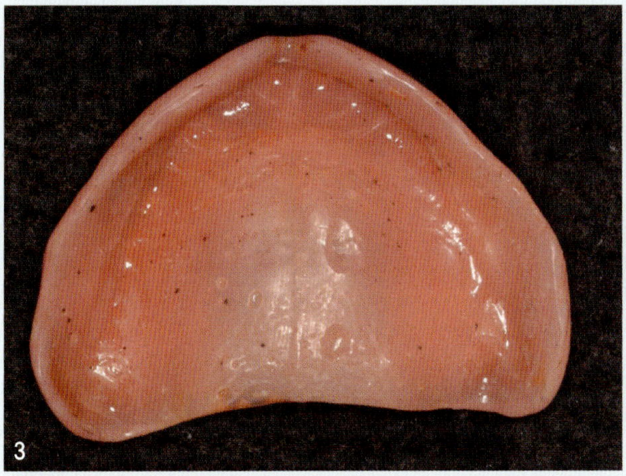
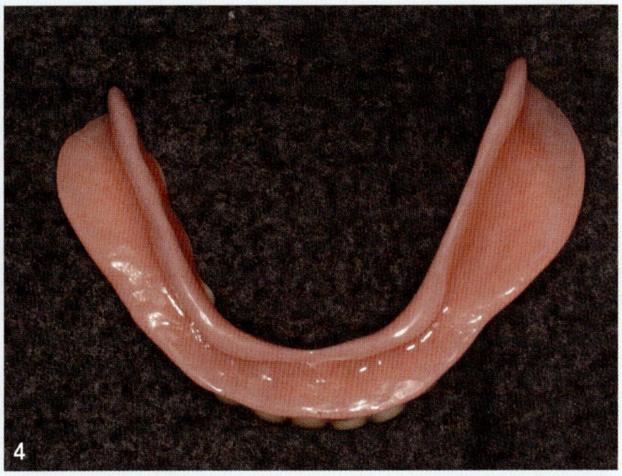

그림 3, 4. 현 의치, 점막면.

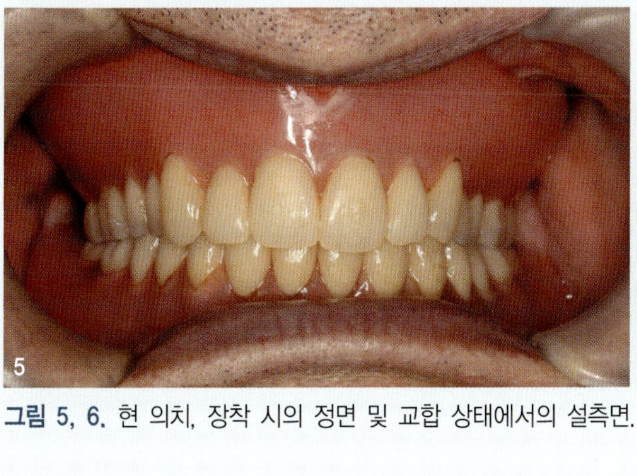
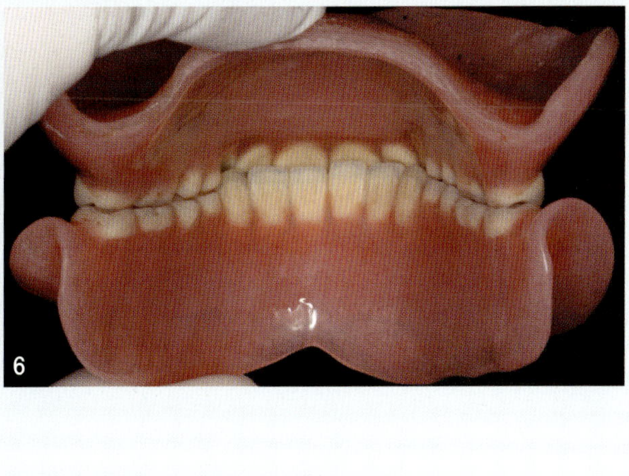

그림 5, 6. 현 의치, 장착 시의 정면 및 교합 상태에서의 설측면.

현 의치 분석: 이해의 '열쇠'

우선 본 증례에서는 현 의치를 보고 '주소를 예측'하는 훈련을 하려고 한다. 임상 경험이 풍부한 독자라면 바로 환자의 주소를 알아챘을 수도 있다.

먼저 상악 의치를 보면 구치부 인공치 외측의 의치상이 상당히 폭넓게 보인다. #13, 23의 전치부 치열궁과의 연속성을 생각하면 소구치부 라인은 안쪽으로 들어가 있다. 바꾸어 말하면, 구치부 인공치가 매우 안쪽에 있는 것을 알 수 있다(그림 7①). 이어서 하악 의치에서는 인공치 배열 위치의 설측 한계로서 자주 소개되는 파운드라인(pound line, 견치 근심 우각과 후구치삼각융기 내측연)보다 더 안쪽에 인공치가 배열된 것처럼 보인다(그림 8②). 그리고 제1, 2대구치부의 설측면을 자세히 보면 인공치의 형태가 평평한데, 이 부분의 설측면을 치과의사가 어떠한 목적 때문에 절삭한 것으로 추정된다(그림 8③).

이어서 점막면을 살펴보자. 상악 의치에는 작은 기포가 많고 검은 얼룩이 많이 보인다. 또한 의치상의 색조 차이를 보면 상온 중합레진 재료에 의한 직접 이장(relining)이 이루어진 것 같다(그림 9④). 하악 의치에서는 의치상 면적이 작으며 특히 우측이나 전치부에서는 매우 폭이 좁다(그림 10⑤). 그리고 설소대나 치열궁으로부터 생각할 수 있는 해부학적 정중과 하악 전치부 정중이 약간 어긋난 것도 알 수 있다(그림 10⑥).

정면에서 보면 앵글와이더(angle wider)를 낀 상태인데, 협점막과 의치 상연의 위치로 보아 협측 회랑(buccal corridor: 미소 지을 때 입가와 구치 사이에 생기는 공간, 너무 크면 이 부위가 어둡고 그림자가 져 심미적으로 좋지 않음)이 큰 것으로 추측된다(그림 11⑦). 설측면에서 보면 특히 우측 구치부는 오버젯이 매우 적고, 좌측 소구치와 제2대구치에서는 설측교두의 교합을 잃어버린 것처럼 보인다(그림 12⑧, ⑨).

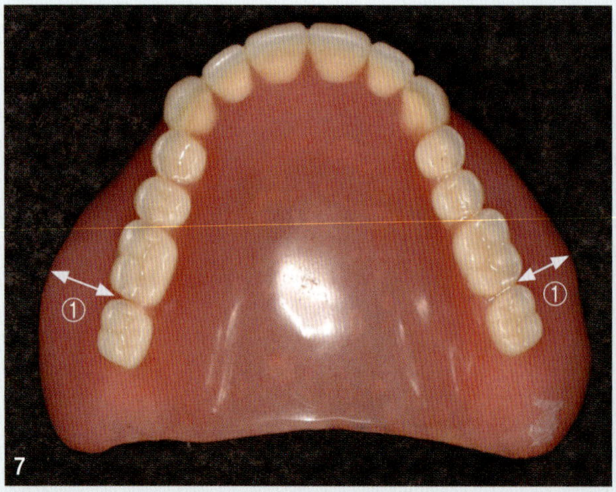

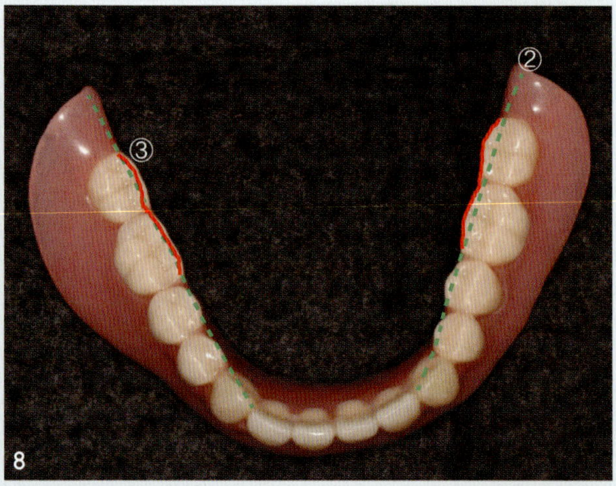

① 상악 구치의 배열 위치가 안쪽에 가까이 있음
② 하악 인공치의 배열 위치가 파운드라인보다 더 안쪽에 있음(점선)
③ 하악 대구치 설측이 절삭되어 있음(빨간 선)

그림 7, 8. 현 의치의 교합면에서 얻을 수 있는 정보.

Let's Analyse

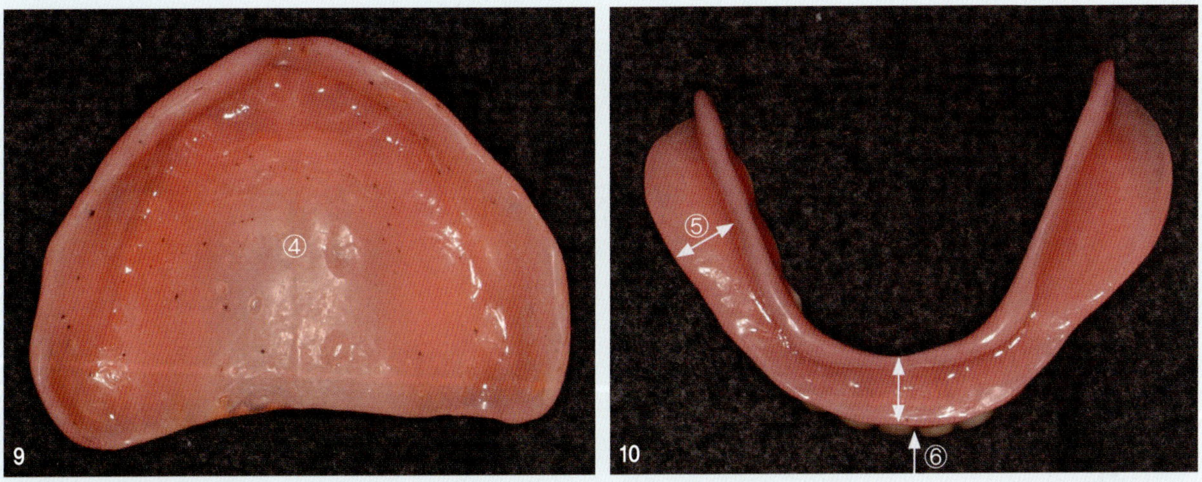

④ 이장이 이루어져 있음
⑤ 의치상의 폭이 좁음
⑥ 설소대의 위치와 인공치의 정중이 어긋나 있음

그림 9, 10. 현 의치, 점막면에서 얻을 수 있는 정보.

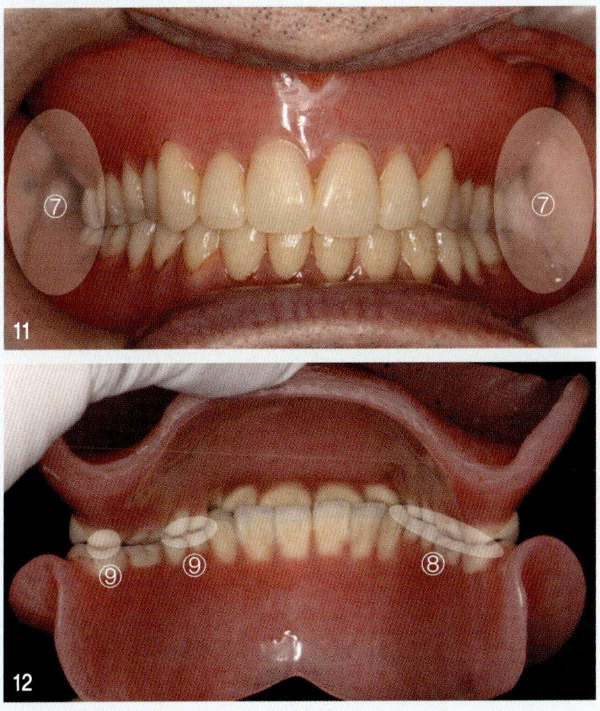

⑦ 협측 회랑이 큼

⑧ 구치부 오버젯이 적음
⑨ 상악 설측교두가 교합되어 있지 않음

그림 11, 12. 현 의치, 정면 및 교합 상태의 설측면에서 얻을 수 있는 정보.

현 의치 해석: 환자의 주소는?

지금까지 다양한 객관적 정보를 얻었는데, 이제 슬슬 환자의 주소가 보이기 시작하는가? 아마 많은 독자가 눈치챘겠지만, 이번 환자의 주소는 '혀 깨물기(tongue bite)'다(그림 13).

모은 정보를 해석해 보자. 우선 파운드라인이나 상악 인공치의 배열 위치, 협측 회랑의 크기로 미루어 볼 때 구치부 인공치가 너무 설측에 가까이 배열되어 있는 것은 분명하다. 인공치를 설측에 너무 가깝게 한 결과로 환자가 혀 공간(tongue space)이 좁다고 호소한 것 아닐까? 그리고 그 호소에 대응하기 위해 구치부 설측을 절삭한 결과, 혀 깨물기가 더 많이 발생했을 가능성을 생각할 수 있다. 그 후 혀 깨물기가 자주 발생한 부위였다고 여겨지는 좌측 소구치의 설측교두를 절삭한 것일지도 모른다.

그 밖에도, 의치 제작 후 6개월밖에 지나지 않았는데도 상악의 이장을 했다는 것은 이해할 수 없다. 어디까지나 추측이지만, 이장재에 기포가 많이 섞인 점 등을 보면 술자의 수기 레벨은 높지 않다고 할 수 있다. 즉, 인상채득 실수로 의치 장착 시에 충분히 유지가 되지 않아 당일에 직접 이장을 실시했을 가능성이 있을 것이다.

본 증례에서 환자의 주소는……

'혀 깨물기(tongue bite)'다

그림 13. 본 증례에서 환자의 주소.

새 의치 계획

그럼 이러한 정보를 활용하여 새 의치를 제작할 때는 어떠한 점에 주의해야 할까?

새 의치에서는 먼저 혀 공간을 고려하고, 생리학적인 요건을 더욱 중시하여 인공치의 배열 위치를 결정해야 한다. 현 의치보다 바깥쪽에 배열하면서 적절한 오버젯을 부여할 필요가 있다. 또한 하악 의치의 상연이 짧은 것으로 볼 때 의치의 지지 영역은 약간 부족하기 쉽다. 따라서 섬세한 인상 조작으로 지지 영역 확보에 힘써야 한다. 현 의치는 후구치삼각융기(retromolar pad)를 피개할 수 없었을 것이라고 생각되지만, 유지력을 향상시키기 위해서는 이것을 피개하는 것이 좋다.

Memo

CHAPTER 2

장기간에 걸쳐 사용된 증례

증례 개요

환　　자: 80대 남성

주　　소: 최근 들어 식사 중에 상악 의치가 잘 빠진다.

현재 병력: 현 의치는 약 10년 전에 제작한 것으로, 6개월 전까지 큰 문제없이 사용해 왔다(그림 1~4).

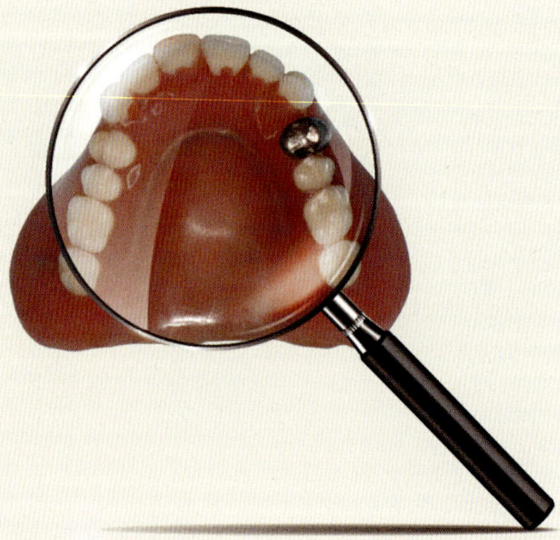

Memo

Check Details

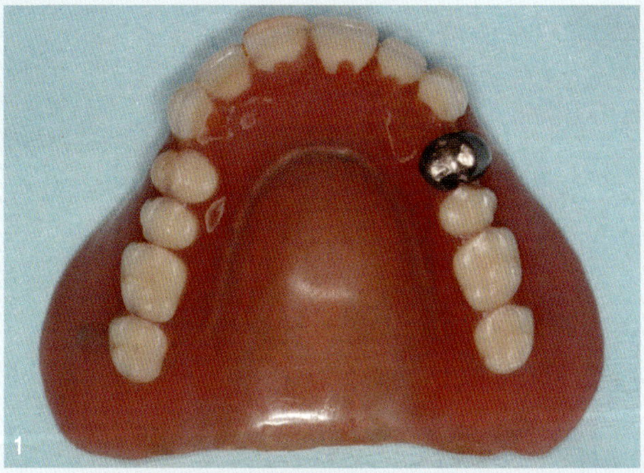

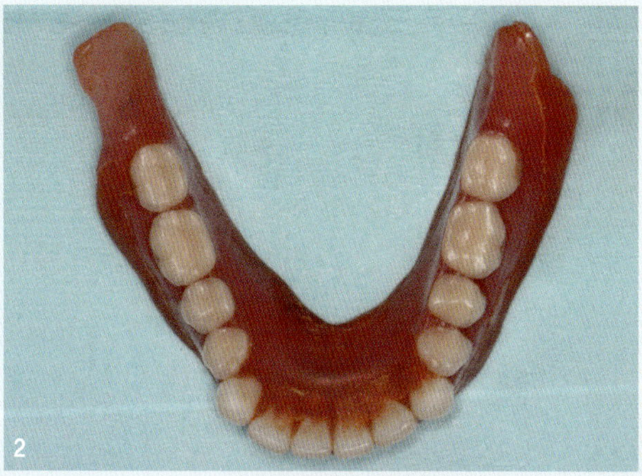

그림 1, 2. 현 의치, 상·하악 교합면.

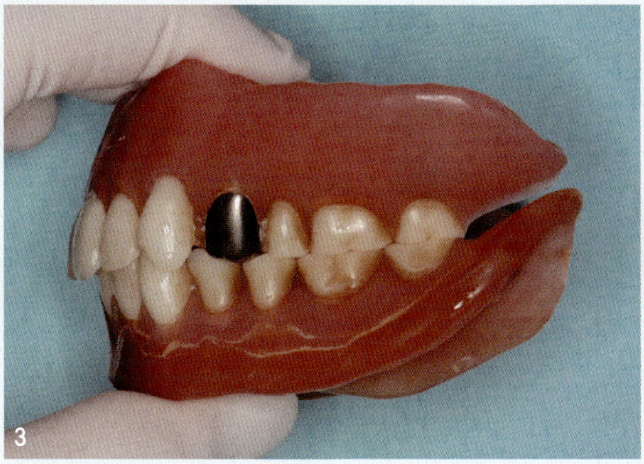

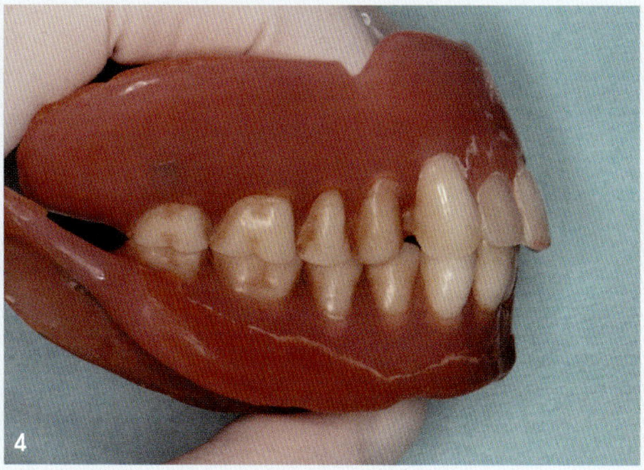

그림 3, 4. 현 의치, 좌·우 측면.

현 의치 분석: 이해의 '열쇠'

이번에는 사진 수가 4장으로 적지만 거기에서 알아낼 수 있는 정보가 매우 많은 증례이다(그림 5, 6). 그럼 현 의치에서 얻은 정보에 대해서 하나씩 설명해 보자.

먼저 상악 의치의 전치부 인공치를 보면 좌·우 양측 중절치, 좌측 측절치, 우측 견치에서 설측면의 오목한 절삭과 의치상용 재료의 황변이 나타나 인공치 탈락의 수리를 한 것이 아닐까 추측된다(그림 5①).

이어서 눈에 띄는 것은 상악 좌측 제1소구치부의 금속관이다. 왜 굳이 금속관을 장착한 것일까(그림 5②)? 게다가 잘 보지 않으면 눈에 띄지 않지만 상악 우측 제1소구치는 이중배열되어 있다(그림 5③).

하악 우측 후구치삼각융기부는 피개되어 있지만 이장재 때문에 형태가 좋지 않다(그림 5④).

다음으로 인공치의 배열 위치를 살펴보자. 하악 구치와 후구치삼각융기의 위치관계를 보면 꽤 설측 가까이 배열되어 있고, 그에 따라 상악 구치도 아마 원래 있던 자연치의 위치보다 매우 설측 가까이에 위치하는 것처럼 보인다(그림 5⑤, ⑥). 또한 하악 전치와 소구치부에 불연속성이 나타나며, 전치가 순측으로 튀어나와 있는 것처럼 보인다(그림 5⑦).

의치를 교합시킨 상태의 사진을 보면 하악 의치의 후연이 상악보다 뒤쪽에 있는 것을 알 수 있다. 특히 우측에서 뚜렷하다(그림 6⑧). 교합면 사진에서도 충분히 알 수 있지만 구치부의 인공치가 꽤 교모되어 있으며 상·하악 모두 협측교두가 완전히 평평해졌다(그림 6⑨).

하악 의치는 원래의 상연을 크게 넘어 이장이 이루어져 있으며 재료의 열화와 변연부의 박리가 나타난다(그림 6⑩). 상·하악 구치부 협측에는 다갈색의 착색이 많이 나타난다(그림 6⑪).

현 의치 해석: 얻을 수 있는 '새 의치의 단서'

이번에는 고작 4장의 사진뿐이며 게다가 점막면의 사진도 없지만 생각보다 많은 정보를 얻을 수 있을 것 같다.

그럼 앞의 정보에 대해서 해석해 보자(그림 7).

1. 전치부의 과도한 교합 접촉으로 인한 상악 의치 안정성의 저하

본 증례 환자의 주소에 대해 그 원인을 살펴보자. 환자는 식사 중 상악 의치가 빠지는 것이 신경이 쓰여 내원했는데, 이것은 의치의 적합 불량 외에 전치부의 과도한 교합 접촉이 원인이 되어 일어났을 가능성이 크다.

그 소견으로서 우선 의치의 사용 기간이 길며 인공치에 뚜렷한 교모가 생겨 있다(그림 6⑨). 그 결과, 전치가 지나치게 접촉함으로써 의치가 전복, 탈락되기 쉬워 상악 전치부 인공치의 이탈이 자주 발생한 것으로 생각된다(그림 5①).

Let's Analyse

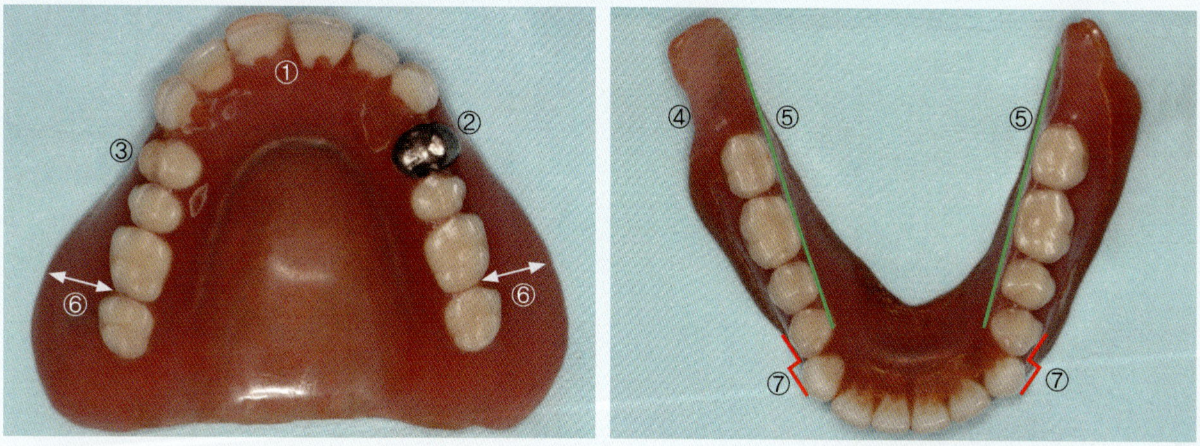

① 상악 전치부 인공치의 수리 흔적
② 금속관의 장착
③ 소구치부의 이중배열
④ 후구치삼각융기부의 의치 변연 형태 불량
⑤ 구치부 인공치의 배열 위치가 설측 가까이에 있음
⑥ 의치 상연과 인공치의 위치관계
⑦ 전치·구치부 치열궁의 불연속

그림 5. 현 의치, 상·하악 교합면에서 알 수 있는 정보.

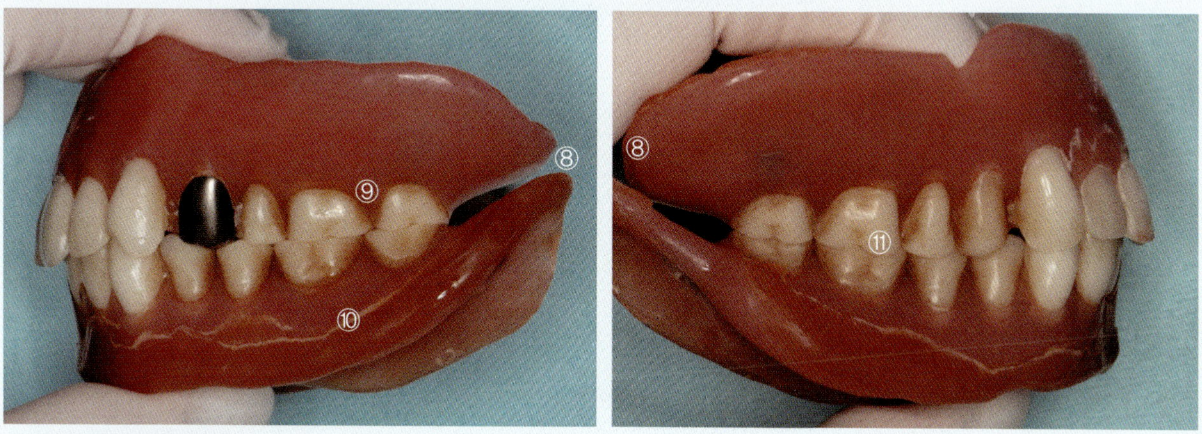

⑧ 상·하악 의치 후연의 위치관계
⑨ 구치부 인공치의 교모
⑩ 하악 의치를 이장한 흔적
⑪ 인공치 주위의 착색

그림 6. 현 의치, 좌·우 측면에서 알 수 있는 정보.

2. 환자의 심미적 요구가 높을 가능성

이어서 가장 눈에 띄는 것이 상악 좌측 제1소구치의 금속관(그림 5②)인데, 보통 보험 의치에서는 오리지널 주조관을 인공치로 이용하는 것은 고려되지 않는다. 그런 점에서 아마도 의치를 장착하기 이전의 이미지를 남기기 위해 잔존치에 장착되어 있던 금속관을 환자가 직접 가지고 와서 치과의사에게 이것을 활용해 달라고 부탁한 것은 아닐까?

그림 하악에서 전치와 구치의 배열 치열궁이 다른 이유는 무엇일까(그림 5⑦). 이것은 아마도 환자가 전치 배열의 심미성에 집착한 결과, 상·하악 모두 약간 앞쪽에 위치하게 되었기 때문으로 보인다. 그리고 상악에서는 치열궁의 단차를 메우듯이 우측 제1소구치부에 이중배열까지 되어 있다(그림 5③).

이러한 점으로 보아 아마도 환자의 심미적 요구가 비교적 높을 것으로 추측된다.

3. Class Ⅱ 경향의 악간관계

어디까지나 추측이지만, 뚜렷한 교모로 인해 상대적으로 하악이 앞으로 이동했음에도 불구하고 하악 의치 후연과 상악 의치 후연의 위치관계를 보면 하악 의치가 뒤쪽에 있다(특히 우측).

또한 앞서 이야기한 것처럼 하악 전치가 보통보다 앞쪽에 배열되어 있는 것이나, 상악 구치가 매우 안쪽에 배열된 것으로부터 보아 Class Ⅱ 경향의 악간관계가 의심된다.

4. 이전 담당 치과의사의 실력은 낮지 않다

후구치삼각융기가 피개되어 있는 등 의치의 전체적인 형태는 나쁘지 않다. 물리적 안정을 중시한 인공치 배열, 환자의 심미적 요구에 대한 이중배열 등을 보면 의치에 비교적 정통한 치과의사나 치과기공사가 제작한 것으로 생각된다.

5. 전원 또는 담당의 교체 가능성

앞서 이야기한 것처럼 의치를 제작한 치과의사의 기량이 높다고 생각할 수 있지만, 하악 의치의 이장 상태를 보면 재료의 가장자리 처리가 허술하고 후구치삼각융기부의 두께나 잔여물 등도 있어 빈말이라도 훌륭하다고는 할 수 없다. 아마도 본래의 담당 의사와 다른 치과의사가 직접 이장했을 가능성도 생각할 수 있다.

6. 환자의 교치성(adroitness) 저하

구치부 인공치가 갈색으로 착색되어 있는데, 이것은 청소가 제대로 되지 않아 오염이 남아서 착색되었기 때문인 것 같다. 다만 그렇게까지 심한 정도는 아니라서, 만약 의치 제작 직후부터 오랫동안 계속 청소가 되지 않았다면 이 정도의 오염으로 끝나지는 않았을 거라고 생각한다. 그렇다면 최근 몇 개월 사이에 서서히 의치 청소가 제대로 안 된 것일 수 있다.

본 증례에서 현 의치의 해석은……

① 전치부의 과도한 교합 접촉으로 인한 상악 의치의 안정성 저하
② 환자의 심미적 요구가 높을 가능성
③ Class II 경향의 악간관계
④ 이전 치과의사의 기량은 낮지 않음
⑤ 전원 또는 담당의 교체 가능성
⑥ 환자의 교치성 저하

그림 7. 본 증례의 현 의치에서 얻을 수 있는 새 의치의 단서.

즉, 고령화에 따라 환자의 근력 저하나 근신경 조절 능력에 저하가 생겼을 가능성이 있다.

새 의치 계획

이 정보들을 통해 새 의치를 제작할 때의 주의점을 생각해 보자.

먼저 구치의 교모가 두드러진 것으로 보아 새 의치에 부여할 교합고경(occlusal vertical dimension)은 현 의치보다 약간 거상해도 좋다(물론 다양한 방법으로 진단하여 검토해야 할 사항이다).

심미성에 관해서는 앞서 이야기한 것처럼 주의가 필요하다. 전치의 배열 위치에 대해 환자와 충분한 상의 없이 결정하면 이후 분쟁으로 이어질 수 있다. 상악 좌측 제1소구치의 금속관 재이용을 포함하여, 사전에 환자와 충분히 대화하는 것이 좋다.

악간관계에 대해서는 Class Ⅱ 경향이 나타나는 것으로 보아 구치의 배열 위치도 비교적 섬세하게 결정지을 필요가 있다.

다만 본 증례에서는 현 의치가 10년이라는 장기간에 걸쳐 환자의 구강 내에서 제대로 기능해 왔다는 점을 잊어서는 안 된다. 즉, 새 의치를 제작할 때에는 이전 담당 치과의사가 고생해서 결정한 인공치의 배열 위치는 되도록 바꾸지 않고 제작하는 것이 좋다.

또한 고령화에 따라 교치성이 저하되었을 가능성을 고려하여 의치 청소를 다시 지도하거나 정기적인 유지관리(maintenance)를 실시하도록 권장해야 한다.

CHAPTER 3

심한 교모로 교합 접촉 상실이 나타난 증례

증례 개요

환　　자: 70대 남성

주　　소: "최근 들어 어금니로 씹을 수 없게 되었다. 그리고 상악 의치가 점점 쉽게 빠진다."라고 하며 근처 치과 병원 의사의 소개로 내원했다(그림 1~7).

현재 병력: 현재 사용하고 있는 의치가 언제 제작되었는지 기억하지 못하지만, 적어도 5년 정도는 사용했다. 처음부터 하악 의치가 잘 빠졌지만 그럭저럭 사용해 왔다. 그런데 최근 들어 점점 더 씹기 어려워진다는 것을 느꼈고 상악까지 잘 빠지게 되었다고 하소연하고 있다.

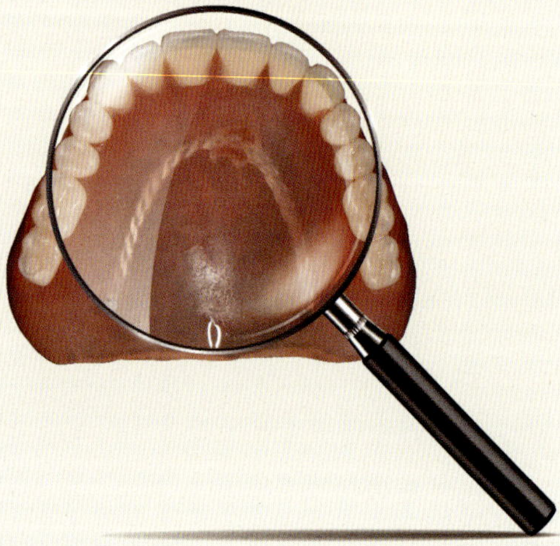

Memo

Check Details

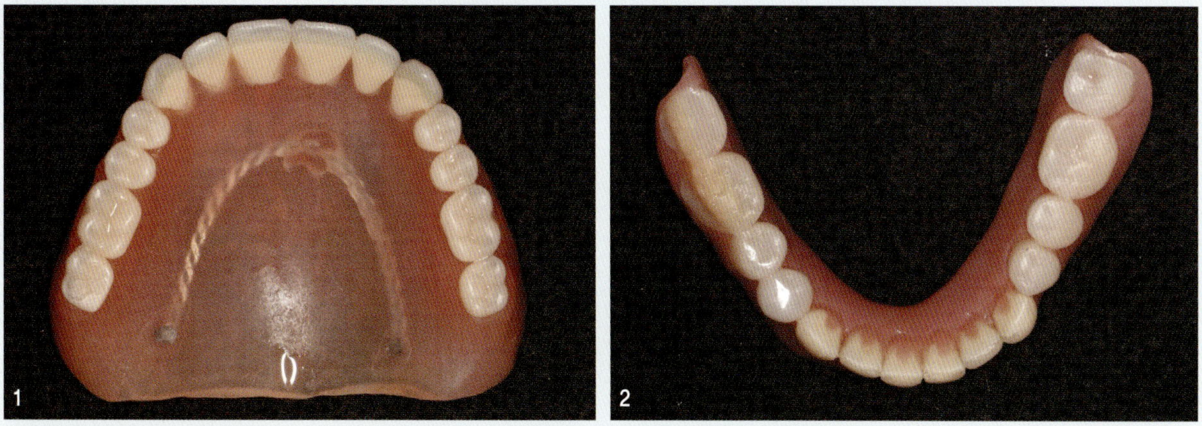

그림 1, 2. 현 의치, 교합면.

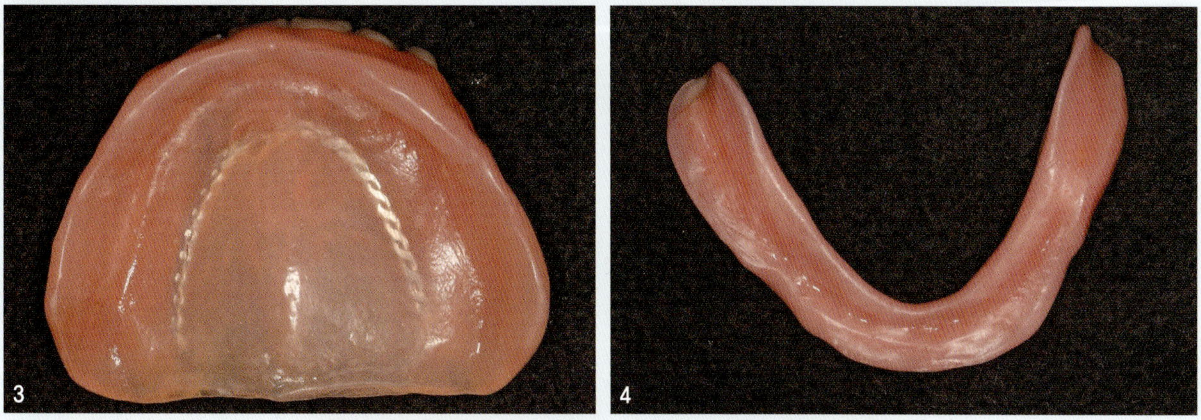

그림 3, 4. 현 의치, 점막면.

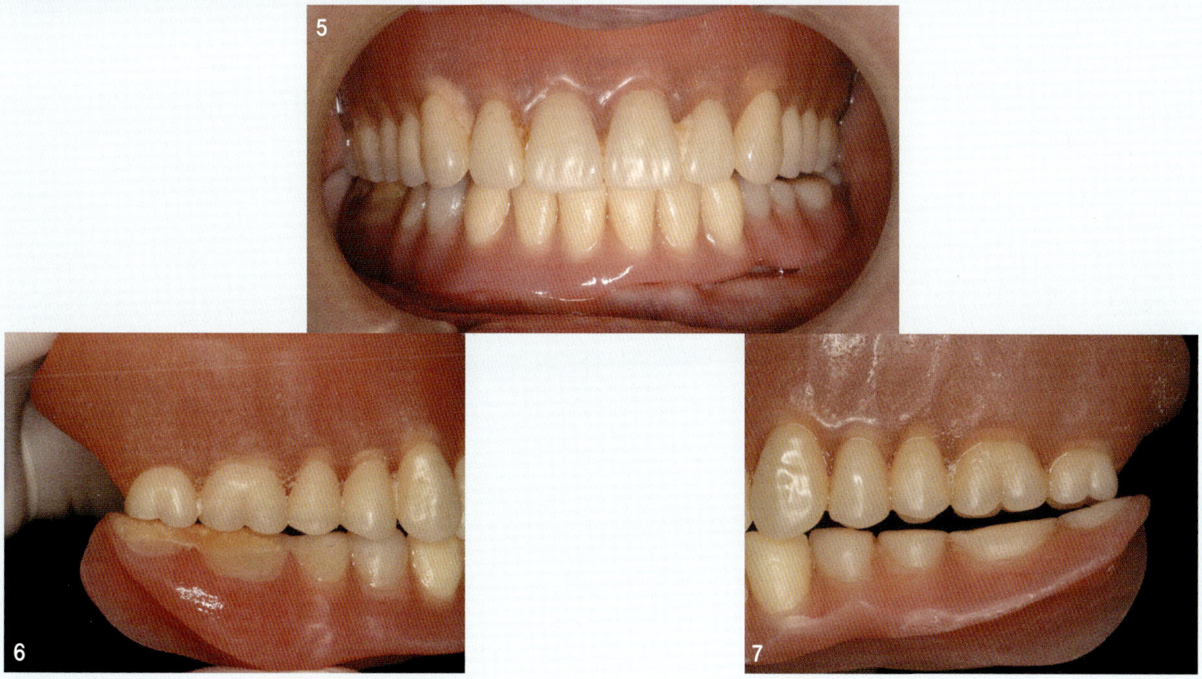

그림 5~7. 현 의치, 구강 내에서의 교합 상태 및 좌·우 측면.

현 의치 분석: 이해의 '열쇠'

우선은 현 의치의 교합면과 점막면 사진에서 얻을 수 있는 정보에 대해서 하나씩 해설하려고 한다. 상·하악 의치를 보면 상악 전치부 인공치는 투명감 있는 에나멜층과 기저부가 되는 아크릴층으로 뚜렷하게 나누어져 있는 데 비해, 하악은 단색처럼 보이는 것으로 보아 아마도 다른 인공치가 사용되고 있다(그림 8①). 마찬가지로 구치부도 색조, 형태의 차이를 살펴보면 다른 종류의 인공치가 사용되고 있다(그림 8②). 하악 우측 제1·2대구치는 협측이 크게 절삭되고 교합면에는 즉시중합레진이 축성되어 있다(그림 8③). 하악 제1·2소구치의 교합면은 스트로보 라이트가 강하게 반사되고 있어 광택이 있는 매끄러운 면(facet)이 생겼음을 알 수 있다(그림 8④).

하악 의치 상연은 전체적으로 짧고 후구치삼각융기가 피개되어 있지 않아(그림 8⑤) 인공치가 후연 직전까지 배열되어 있다(그림 8⑥). 그리고 하악의 치열궁 형태와 정중선을 비교해 보면 하악 전치 정중이 좌측에 가까이 있는 것처럼 보인다(그림 8⑦).

점막면을 보면 상·하악 의치상의 색조가 다른 것을 알 수 있다(그림 9⑧). 하악 전치부 설측 상연의 바로 앞에 있는 패임은 위치적으로 치조제정은 아니라고 생각된다. 그리고 이 부위 외에는 평평하므로 치조제정의 위치를 파악할 수 없다(그림 9⑨). 좌측보다 우측에서 상연이 짧으며(그림 9⑩), 양측 모두 후구치삼각융기의 전연까지밖에 늘리지 못했다(그림 9⑪).

이번에는 교합된 상태의 정면(이번에는 구강 내에서의 상태)과 측면을 살펴보자. 우선 구강 내에서 눈에 띄는 것으로 하악 의치가 떠 있다. 즉 명백한 적합 불량이 생겼다는 것이다(그림 10⑫). 이어서 전치부를 보면 치조제정의 고조가 보이는 것으로부터, 상연이 딱 치조제정부 부근에 설정되어 있다

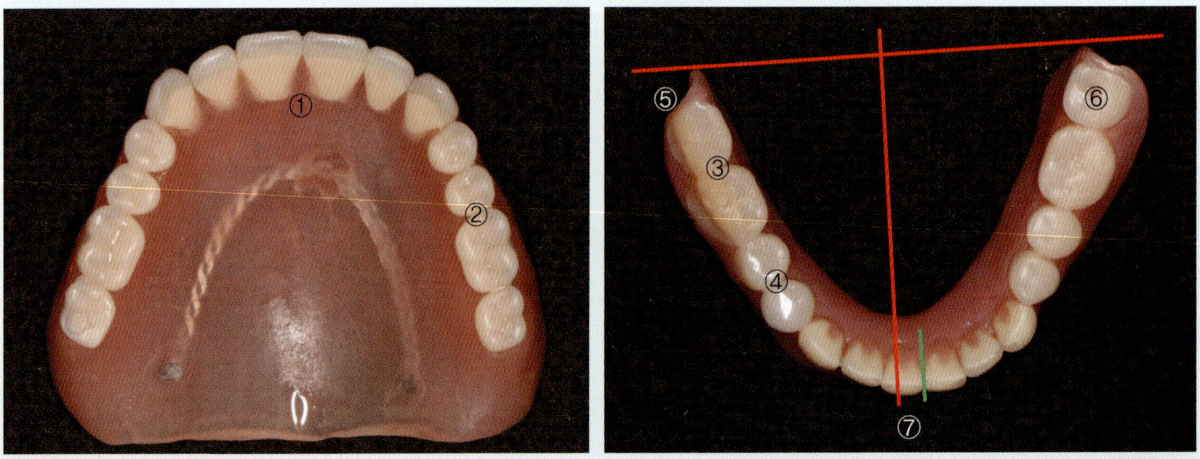

① 상·하악 전치 인공치의 차이
② 상·하악 구치 인공치의 차이
③ 대구치부 협측의 절삭과 즉시중합레진의 축성
④ 소구치부의 광택이 있는 면
⑤ 후구치삼각융기를 피개하지 않은 상연
⑥ 상연 직후까지의 구치부 배열
⑦ 하악 인공치 정중이 하악 치열궁에 비해 약간 좌측에 있음

그림 8. 현 의치의 교합면에서 얻을 수 있는 정보.

(그림 10-⑬). 또한 정면과 측면에서 모두 눈에 띄는데, 구치부가 완전히 교합되지 않을 정도까지 교모되어 있다(그림 10⑭, ⑯, ⑰). 그리고 잘 보면 상·하악의 정중이 약간 어긋나 있는 것을 알 수 있다(그림 10⑮).

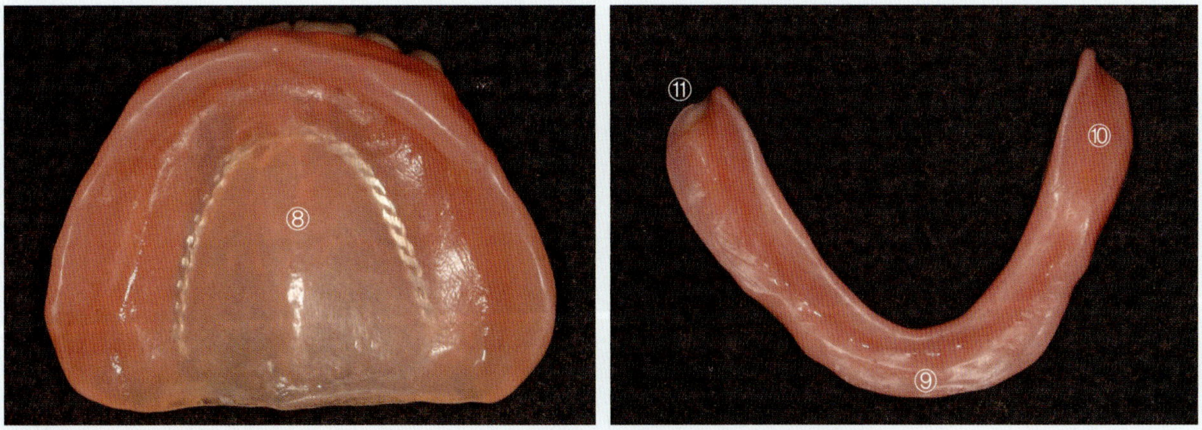

⑧ 상·하악 의치상 색조의 차이
⑨ 전치부 치조제정부를 파악할 수 없음
⑩ 우측 구치부 상연이 짧음
⑪ 후구치삼각융기 전연까지의 상연

그림 9. 현 의치, 점막면에서 얻을 수 있는 정보.

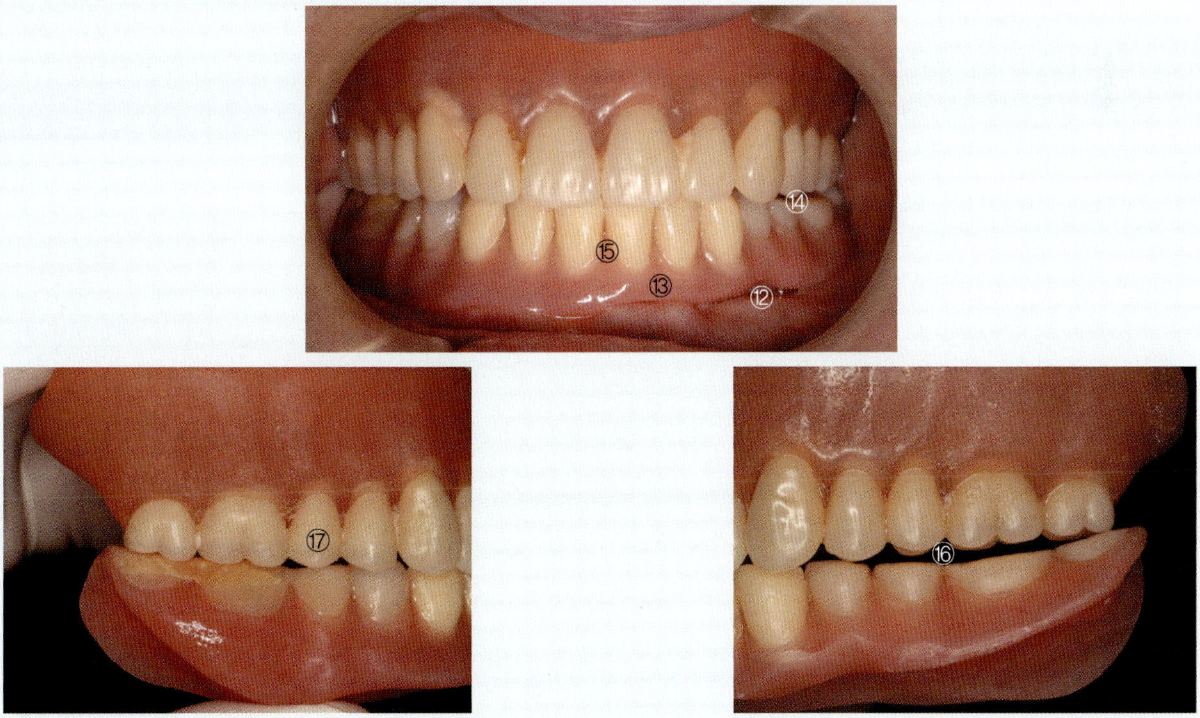

⑫ 하악 좌측부의 적합 불량
⑬ 전치부 상연이 치조제정을 피개하지 못함
⑭ 좌측 구치부가 교합되어 있지 않음
⑮ 하악 정중의 어긋남
⑯ 하악 좌측 구치의 교모가 현저하여 교합 접촉이 되지 않음
⑰ 제2소구치부의 교합 접촉이 되지 않음

그림 10. 현 의치, 교합 상태의 정면, 좌·우 측면에서 얻을 수 있는 정보.

현 의치 해석: 얻을 수 있는 '단서'

이번에는 교합면, 점막면, 교합 상태와 비교적 많은 자료가 존재했기 때문에 독자들도 분명 많은 정보를 얻을 수 있었을 것이다. 그럼 앞의 정보를 순서대로 해석해 보자.

1. 상·하악 의치를 제작한 의원과 시기가 다르다

전치와 구치 모두 상·하악에서 인공치가 다르지만 일부러 의도해서 바꾸었다고는 보기 어려우므로, 의치를 제작한 병원이 다를 가능성이 크다. 그리고 상·하악 의치상의 색조 차이를 보면 기존의 상악 의치보다 하악 의치를 나중에 제작한 것으로 생각된다.

2. 구강 내에 대한 환자의 관심은 높지 않다

앞서 이야기한 것처럼 하악 의치를 재제작했을 가능성이 크지만, 환자는 그런 기억이 없고 또한 제작 시기도 기억하지 못한다. 그런 점에서 구강 내나 치과 치료에 대한 관심이 낮으며, 인지 기능에 문제가 있을 가능성도 생각할 수 있다.

3. 적절한 유지관리를 받지 않았다

하악 의치의 적합이 눈으로 확인할 수 있을 정도로 불량한 점, 구치부의 교합면이 완전히 교합되어 있지 않을 정도로 교모된 점 등으로 보아 정기적인 유지관리나 조정이 이루어지지 않았다고 생각한다. 또한 그 때문에 전치부 접촉이 과도해져 상악 의치가 빠지기 쉬워졌을 것이라고 추측한다.

4. 의치를 다루는 환자의 능력치는 높다

하악 의치 상연이 짧아서 제작 초기부터 잘 빠졌던 점, 그리고 적합 불량이나 교합 접촉 상실이 생겼어도 오랫동안 사용해 온 점을 생각하면 의치를 다루는 환자의 능력치는 나름대로 높았던 것 아닐까?

5. 저작운동 변화에 따라 교합이 불안정해졌을 가능성

인공치가 넓은 면적에서 광택이 날 정도로 교모된 원인으로서 상악이 경질 레진 치아, 하악이 레진 치아로 재료의 차이에서 생겼을 가능성과는 별개로 또 한 가지 이유를 생각할 수 있다. 그것은 구치부의 교합 접촉이 완전히 없어질 정도로 교모되어 정상적인 저작운동을 할 수 없어, 접촉 부위를 만들기 위해 큰 그라인딩(grinding)의 저작운동이 이루어졌을 가능성이 있다. 그리고 그러한 저작운동이 교합의 불안정으로 이어졌다고 생각한다.

6. 교합채득이 어려울 가능성

하악 정중의 복합적인 어긋남, 즉 인공치의 치열궁이 그렇지 않아도 좌측으로 치우쳐 있는데 교합 상

본 증례에서 현 의치의 해석은……

① 상·하악 의치를 제작한 의원, 시기가 다름
② 구강 내에 대한 환자의 관심도는 높지 않음
③ 적절한 유지관리를 받지 않았음
④ 의치를 다루는 환자의 능력치는 높음
⑤ 저작운동의 변화로 인해 교합 불안정 가능성이 있음
⑥ 교합채득이 어려울 가능성이 있음
⑦ 경도 Class Ⅲ의 악간관계

그림 11. 본 증례의 현 의치에서 얻을 수 있는 새 의치의 단서.

태의 사진에서는 더욱 좌측으로 어긋나 있는 점, 앞에서 서술한 것처럼 현재의 교합이 불안정할 가능성 때문에 교합채득 시 악위가 정해지지 않아 악간관계를 결정하기 어려운 것도 예상된다. 또한 현 의치를 제작할 때도 전 담당 치과의사가 올바른 교합관계를 부여할 수 없다고 생각했기 때문에 하악에 레진 치아를 선택하고, 완성 후에 교합채득이 어긋난 것을 수정하기 위해 우측 대구치 협측면의 절삭이나 교합면에 대한 레진 축성을 했을 가능성도 적지 않다고 생각한다.

7. 경도 Class Ⅲ의 악간관계

하악 구치가 후구치삼각융기 직전까지 상당히 후방에 배열되어 있는 점이나, 하악 전치부는 상연이 치조제정까지밖에 연장되지 않고 그 바로 위에 전치가 배열되어 있는 점, 상악 구치의 배열 위치나 교합 시 의치 후연의 위치관계 등으로 미루어 볼 때 악간관계는 경도 Class Ⅲ로 의심된다.

새 의치 계획

이상의 분석 결과로부터 새 의치 제작 시 주의할 점을 고찰해 보자.

우선 주소에 대해서는 교합 접촉이 상실되어 있다는 분명한 원인이 존재하므로 교합 접촉을 적절히 회복하면 크게 개선될 것으로 추측된다. 더욱이 환자의 의치를 다루는 능력치가 높다고 생각되기 때문에 그리 어려운 증례는 아니라고 생각된다.

단, 교합이 불안정해져 있어 교합채득이 어려울 가능성, 경도 Class Ⅲ 악간관계가 의심되는 점 등을 고려하여 교합채득 시에 Gothic arch를 미리 계획하여 조금이나마 정확한 악간관계를 기록해 둘 필요가 있을 것이다. 게다가 앞에서 서술한 것처럼 구강 내에 대한 관심도가 낮다는 점과 유지관리를 위한 내원을 하지 않았다는 점 때문에 세심한 환자 지도가 필요하다는 것도 기억해야 한다.

CHAPTER 4

의치 완성 후에 많은 수정이 이루어진 증례

증례 개요

환 자: 80대 남성

주 소: 잘 씹을 수 없게 되어 더 좋은 의치를 갖고 싶다.

현재 병력: 현재 사용 중인 의치를 5년 이상 사용해 오고 있는데, 제작 직후부터 여러 가지 문제가 있어 이리저리 고쳐 달라고 하면서 어떻게든 사용하고 있었다. 그런데 최근 더 씹기 힘들어졌다고 느낀 것을 계기로 재제작에 대해 전의 치료를 한 치과의사와 상의한 결과, 전문적으로 의치 치료를 하는 의원에서 의치를 제작하는 것이 좋겠다는 소개를 받고 내원했다(그림 1~7).

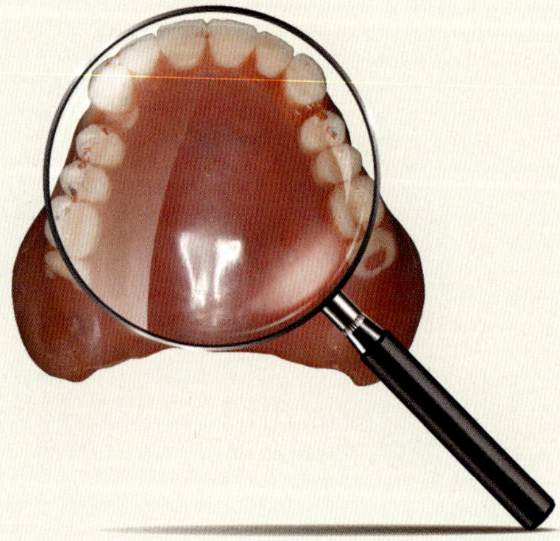

Memo

Check Details

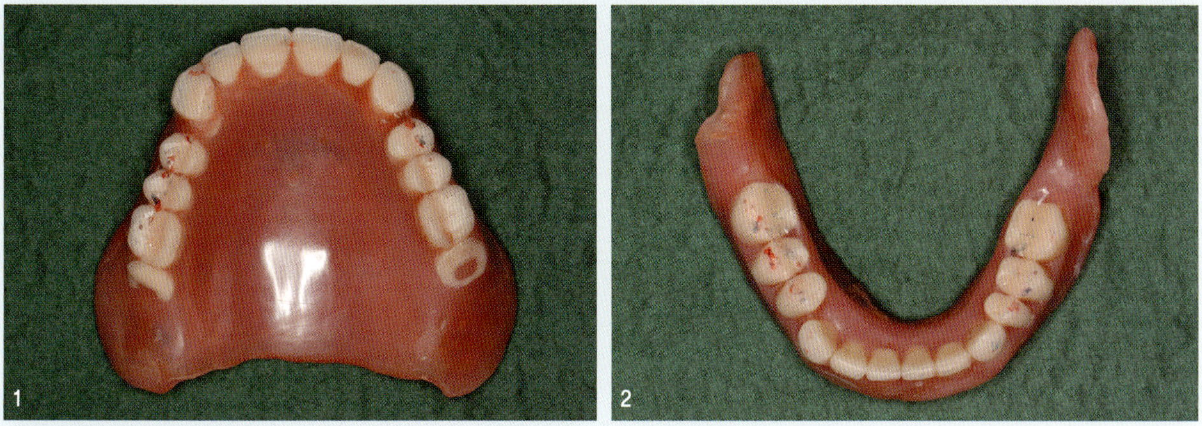

그림 1, 2. 현 의치, 교합면.

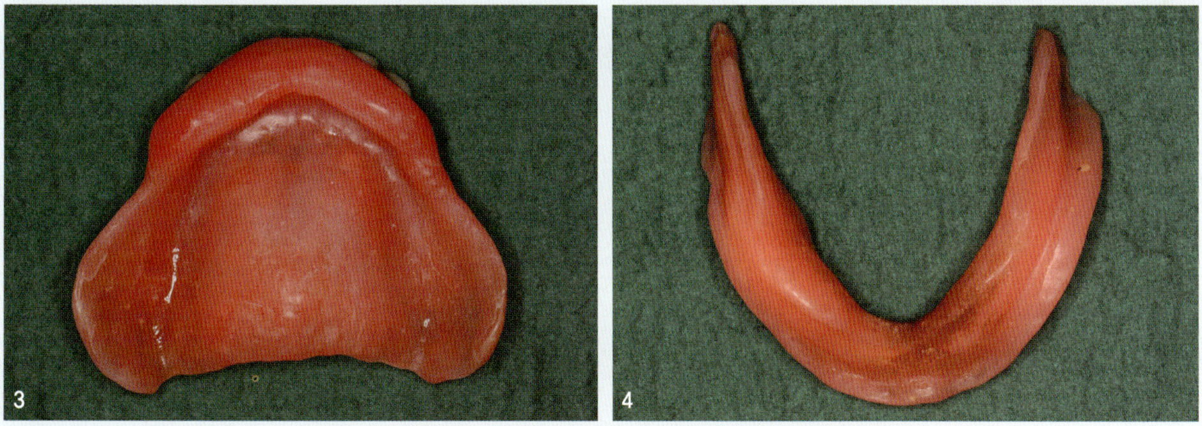

그림 3, 4. 현 의치, 점막면.

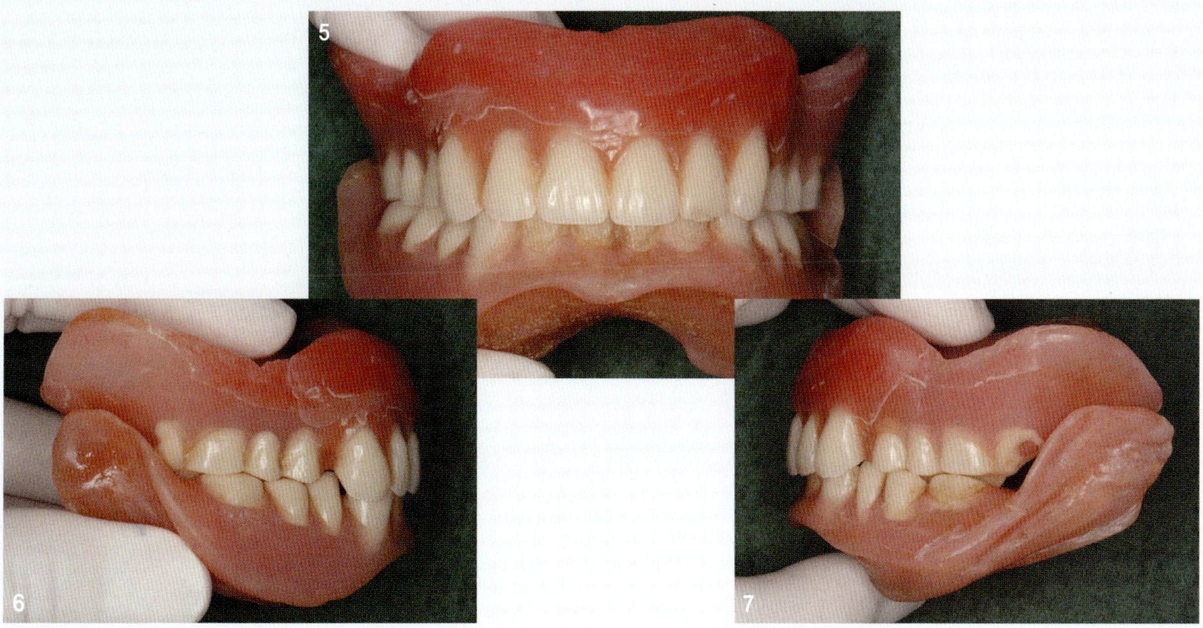

그림 5~7. 현 의치, 교합 상태 및 좌·우 측면.

현 의치 분석: 이해의 '열쇠'

우선은 현 의치의 교합면과 점막면 사진에서 얻을 수 있는 정보에 대해서 하나씩 해설하고자 한다.

상악 전치부부터 살펴보자. 확대한 사진(그림 8)에서 알 수 있는 것은 상악 6개의 전치 치경부 주위의 의치상이 변색되어 있는 점과(그림 8①), 상악 우측 견치 치경부가 절단되어 있는 것처럼 보이는 점을 보면(그림 8③) 의치 완성 후에 전치부를 이동시키기 위해서 수리한 것이라고 생각된다. 또한 하악 우측 견치-제1소구치 사이에 공간이 있고(그림 8⑥), 반대로 하악 좌측 제1소구치 원심이 절삭되어 있는(그림 8⑦) 것으로 보아 아마도 인공치 배열 시에 먼저 상악 구치를 배열하고 그것에 맞게 하악 구치를 조정한 것을 알 수도 있다. 그럼에도 불구하고 왜인지 상악의 견치-제1소구치 사이의 간극이 큰(그림 8④) 것을 보면 전치부를 앞쪽으로 이동시켰음을 엿볼 수 있다.

이어서 점막면과 교합 상태의 사진(그림 9, 10)을 보면 상악 전치 의치상연(flange)에 레진이 많이 축성된 것을 알 수 있다. 이것도 의치 중합 후에 수리가 이루어진 것으로 생각된다(그림 9⑨, 그림 10⑯). 그림 10의 ⑬, ⑭에서 하악 치조제의 흡수가 특히 좌측에서 두드러진 것을 알 수 있다. 전체적으로 구치부의 교모가 진행되었으며 구치부의 교합 접촉이 약해져(그림 8⑧, 그림 10⑪) 고경이 서서히 낮아졌기 때문에 오버바이트도 약간 깊어졌다고 생각된다(그림 10⑮).

왜 상악 양측 제2대구치가 크게 절삭되었는지(그림 8②)에 대해서도 생각해 보자. 의치상의 색조 차이와 축성된 경계면 또는 두께(그림 8⑤, 그림 10⑫) 등을 보면 필시 후구치삼각융기부의 의치상 연장은 의치 완성 이후에 이루어진 것으로 추측되며 이장도 이루어져 있다. 연장 후에는 이 부위가 전방 운동 시에 상악 제2대구치에 접촉하기 쉬워지므로 조정 시에 치과의사가 절삭했을 가능성이 크다. 또한

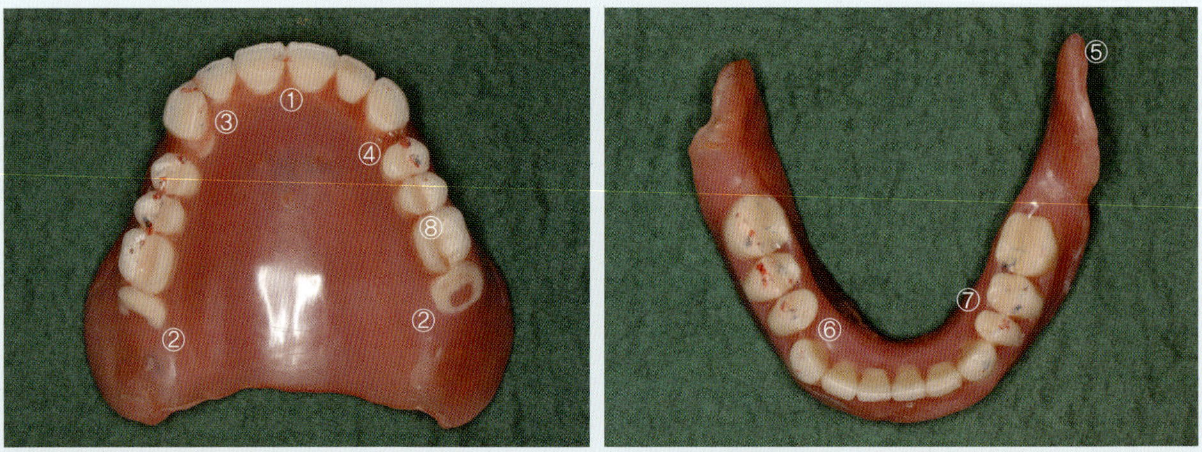

① 상악 6개 전치 치경부의 변색
② 상악 좌측 제2대구치의 절삭
③ 상악 우측 견치 치경부 연속성의 상실
④ Tench space(?)의 존재
⑤ 후구치삼각융기부 의치상의 형태 및 두께
⑥ 하악 우측 견치-제1소구치 사이의 공극
⑦ 하악 좌측 제1소구치의 절삭
⑧ 구치부 교합면의 교모

그림 8. 현 의치의 교합면에서 얻을 수 있는 정보.

하악 제2대구치가 배열되지 않았으므로 상악 제2대구치는 교합에 참가하지 않았기 때문에 주저 없이 크게 절삭했다고도 생각된다.

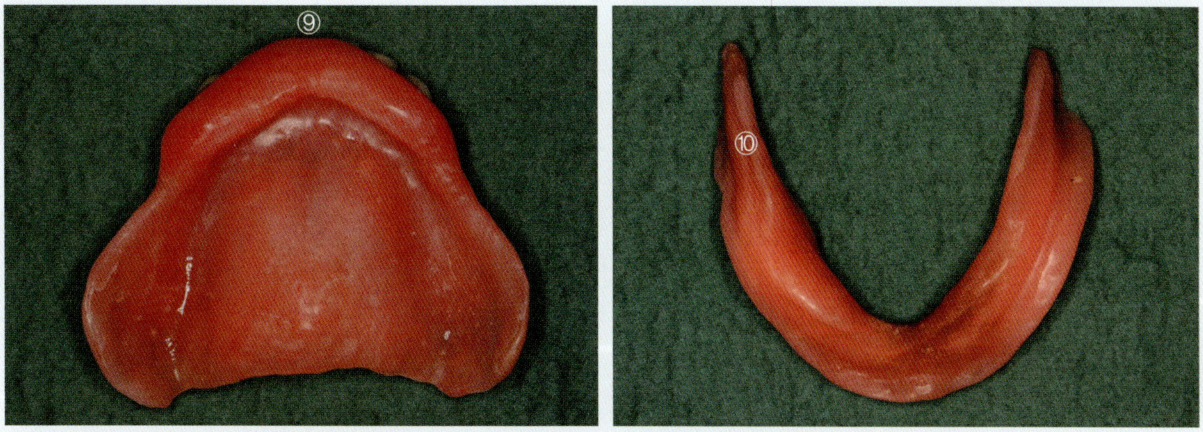

⑨ 상악 앞쪽에 색조가 다른 레진을 덧붙임

⑩ 하악 치조제부 형태의 좌·우 비대칭

그림 9. 현 의치, 점막면에서 얻을 수 있는 정보.

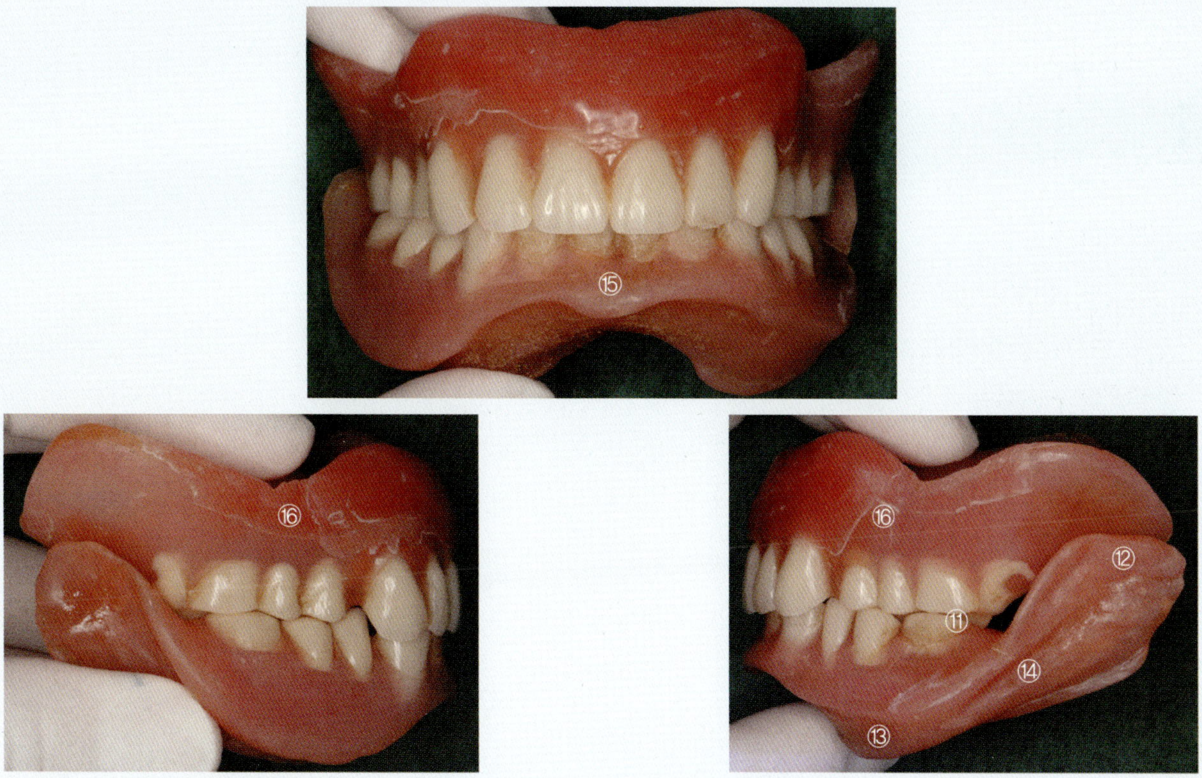

⑪ 좌측 구치부의 교합 접촉 불량

⑫ 불규칙한 의치상 형태

⑬ 좌측 점막면이 크게 돌출

⑭ 치조제의 급한 경사 각도

⑮ 깊은 오버바이트

⑯ 레진을 덧붙여서 수리

그림 10. 현 의치, 교합 상태의 정면, 좌·우 측면에서 얻을 수 있는 정보.

현 의치 해석: 얻을 수 있는 '단서'

이번에도 매우 많은 정보를 얻었는데, 이번에는 그 정보들을 분석·해석해 보자.

1. 환자의 상악 전치, 입술 지지에 대한 집착이 심하다

우선 정면에서 바로 눈에 띄는 것은 상악 전치상 날개 부분에 레진이 축성되어 있는 것이다. 게다가 점막면에서 보면 그 축성량이 상당히 많다는 것을 알 수 있다. 그리고 자세히 보면 전치부가 완성 후에 절단, 이동되었다.

이것은 아마도 완성 후에 환자의 호소 때문에 전치를 앞쪽으로 이동시켰을 것으로 추측되며, 그것으로도 모자라 입술 지지(lip support)를 늘리기 위해 의치상연에 레진을 쌓아올렸다고 생각하면 환자의 전치 위치와 입술 지지에 대한 집착이 심했던 것으로 보인다. 다만 수리의 흔적이나 변색 상태를 아울러 고려할 때 심미적인 요구 전체가 높은 것은 아니라고 생각한다.

2. 제작한 치과의사와 환자의 관계는 양호했을 가능성

앞서 이야기한 것처럼 전치부의 수리나 입술 지지의 조정과 함께, 후구치삼각융기부의 두꺼운 형태나 변색 상태로 보아 이 부위는 완성 후 연장되었을 가능성이 크다. 즉 치과의사는 의치 완성 후에도 상당히 많은 수리 보수를 해왔으며 시행착오를 겪었음이 느껴진다.

그렇지 않아도 완성 후의 의치 조정은 치과의사에게 수지가 맞지 않는 경우가 많다. 그런데도 지금까지 수리 보수를 해온 것이나 환자도 오랜 기간 통원하여 의치를 조정받았다는 것을 생각하면 적어도 치과의사와 환자의 관계가 나빴을 것 같지는 않다.

3. 하악 치조제의 흡수는 꽤 항진하고 있다

하악 전치부의 의치상 형태를 보면 구강 전정부와 치조제정 해당부의 높이 차이가 적은 것으로 볼 때 하악 전치부는 흡수가 꽤 진행된 것으로 보인다.

그리고 정면을 보면 구치부 의치상이 매우 아래쪽으로 크게 돌출된 것, 특히 좌측 최하점과 후구치삼각융기까지의 거리를 생각하면 하악 치조제의 흡수는 상당했던 것으로 추측된다.

4. 현 의치의 교합고경은 낮다

상악 결절부와 후구치삼각융기부와의 거리가 상당히 근접해 있다는 점, 교합평면이 후구치삼각융기보다 훨씬 아래쪽에 있다는 점, 정면에서 보았을 때 하악 전치부 상연과 상악 상연의 거리 관계, 상·하 치조제의 평행성 등 많은 소견이 현 의치의 교합고경이 낮을 가능성을 시사하고 있다.

덧붙여, 앞서 이야기한 것처럼 교모로 인해 저하되었다는 점도 간과할 수 없는데, 아마도 제작 시의 수직적 악간관계 설정 자체가 낮았던 것 아닐까?

본 증례에서 현 의치의 해석은……

① 환자의 상악 전치, 입술 지지에 대한 집착이 심함
② 제작한 치과의사와 환자의 관계는 양호했을 가능성이 있음
③ 하악 치조제의 흡수는 꽤 진행되었음
④ 현 의치의 교합고경은 낮음
⑤ 하악 의치의 유지·안정 획득이 어려움

그림 11. 본 증례의 현 의치에서 얻을 수 있는 새 의치의 단서.

5. 하악 의치의 유지·안정 확보가 어려움

연장된 좌측 의치상 후연의 형태를 보면 후구치삼각융기의 형태를 파악할 수 없다. 즉, 이 부위의 형태가 고르지 않다고 생각되어 변연을 충분히 봉쇄하기 어려울 것이 예상된다.

또한 앞서 이야기한 것처럼 특히 좌측의 치조제 흡수가 뚜렷하고 치조제의 경사 각도가 매우 급하므로, 교합력 때문에 의치가 변위하기 쉬워 결과적으로 의치의 안정을 얻기 어려웠을 것이라 생각한다.

새 의치 계획

이상의 분석 결과에서 새 의치 제작 시 주의해야 할 포인트를 살펴보자(그림 11). 우선 전치부의 위치, 입술 지지에 대해서는 미리 주의할 필요가 있다. 어쩌면 현 의치 상태에 아직 만족하지 못했을 가능성도 충분히 생각할 수 있으므로 주의하여 문진하는 것이 좋을 것이다.

주소인 저작 능력의 저하는 교모로 잃어버린 교합 접촉을 회복할 정도로는 개선될 것으로 생각하지만, 앞서 이야기한 것처럼 뚜렷한 뼈 흡수와 후구치삼각융기부의 형태 등을 고려할 때 난치성 증례임은 부정할 수 없다. 따라서 극적인 개선을 도모하기 어려울 가능성에 대해서도 설명해 두는 것이 중요하다.

단, 본 증례에서 저작 능력의 저하는, 저작에 관여하는 유효한 교합면의 면적이 작았던 것도 한 요인이라고 생각된다. 그 때문에 새 의치에서는 소구치를 1개 줄여 제2대구치까지 배열함으로써 저작할 수 있는 교합면의 면적을 늘리는 방법도 검토하는 것이 좋다. 또한 현 의치는 교합고경이 저하되어 있을 것이므로 신중하게 교합고경을 검토하는 것도 잊어서는 안 된다.

CHAPTER 5

환자 가족으로부터 재제작을 의뢰받은 증례

증례 개요

환　　자: 80대 남성

주　　소: 전치의 모습이 부자연스러우며 장기간 의치를 제작하지 않았기 때문에 환자의 가족이 재제작을 희망하여 소개되었다.

현재 병력: 현 의치를 10년 전부터 제작하여 사용해 왔다. 환자 자신은 의치에 특별히 불편함을 느끼지 않았다고 한다(그림 1~6). 또한 현 의치는 장착 이후 한 번도 치과에서 조정을 받지 않았다.

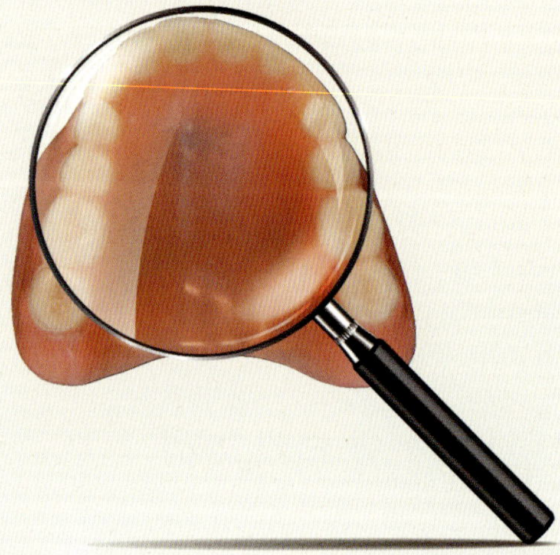

Memo

Check Details

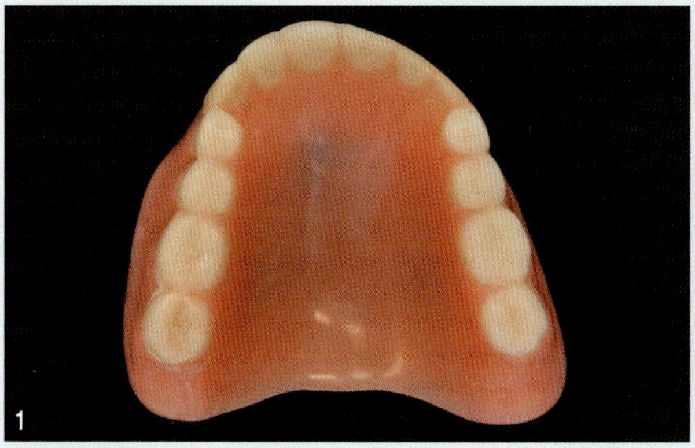
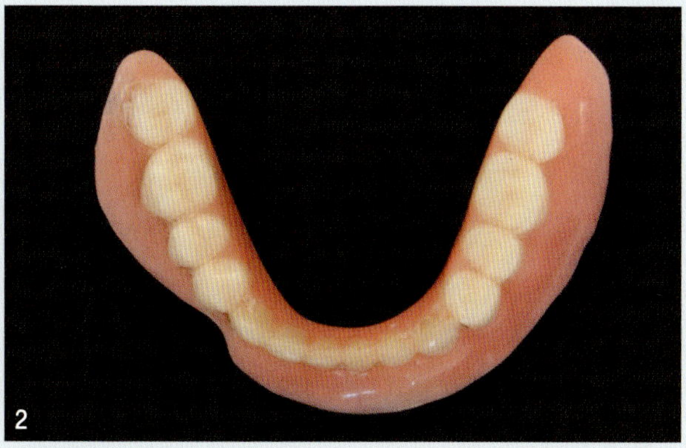

그림 1, 2. 현 의치, 교합면.

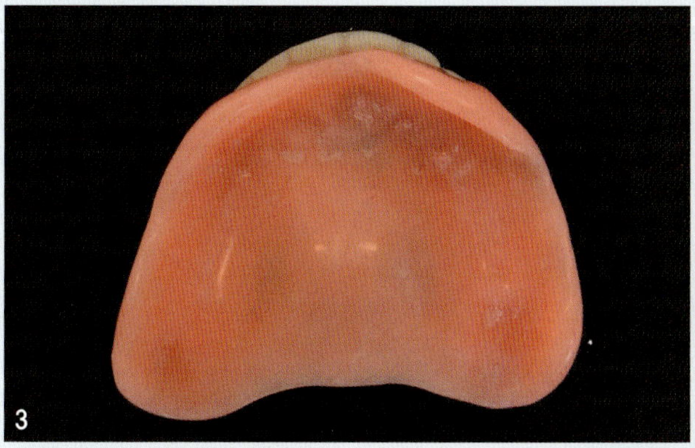
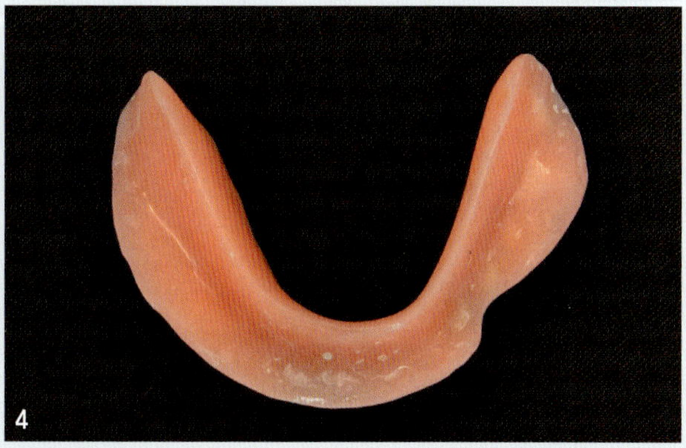

그림 3, 4. 현 의치, 점막면.

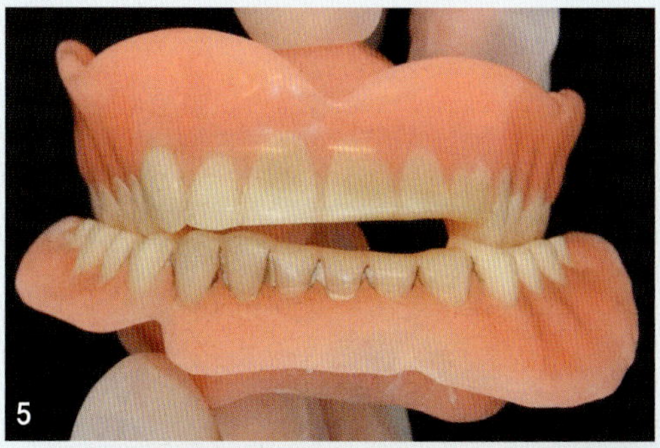
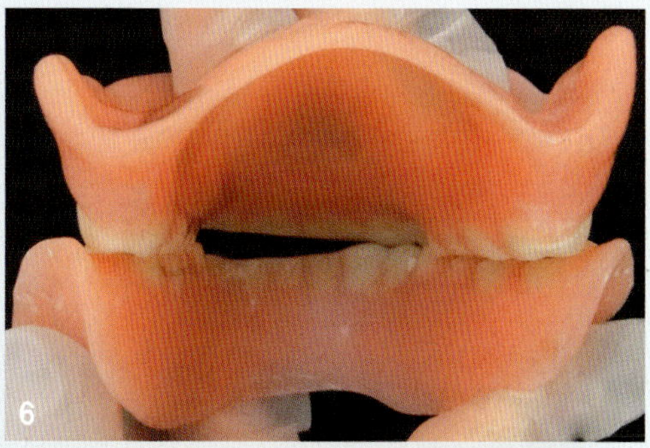
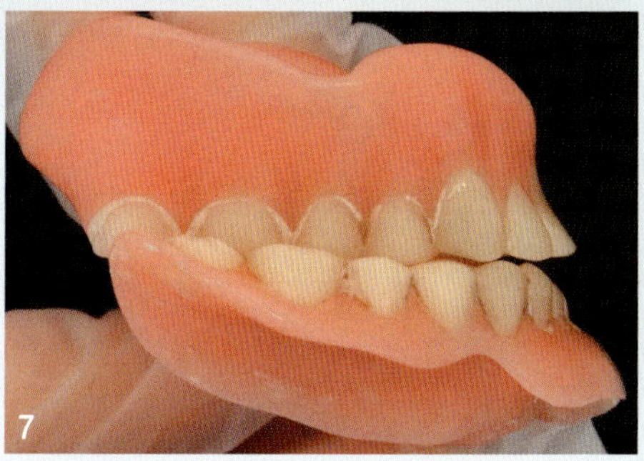
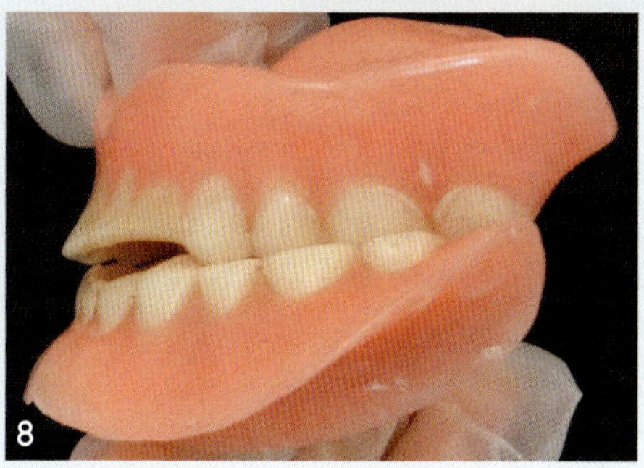

그림 5~8. 현 의치, 교합 상태의 정면, 후면 및 좌·우 측면.

현 의치 분석: 이해의 '열쇠'

독자 여러분은 현 의치의 사진(그림 1~7)에서 어떤 정보를 얻을 수 있었는가? 얻은 정보를 아래에 정리해 본다(그림 8~11).

상악 전치부(특히 좌측)와 소구치부의 순측을 보면 절삭 또는 마모된 것처럼 형태가 변화한 것을 알 수 있다(그림 8①, ②). 또한 구치부는 10년이라는 오랜 기간 사용으로 전체적으로 교모가 일어났다(그림 8③). 상연은 후구치삼각융기를 피개하고 있지 않다(그림 8④). 하악 의치의 인공치는 하악 의치 상연과의 관계로 볼 때 전치부와 구치부 모두 설측에 가깝게 배열되어 있다(그림 8⑤, ⑥).

이어서 점막면을 보면 역시 상악 전치 치경부에 오목한 형태가 나타난다(그림 9⑦). 치조제의 폭과 높이로 보아 상악 치조제는 비교적 양호한 상태처럼 보인다(그림 9⑧). 하악의 상연은 후구치삼각융기 전연까지다(그림 9⑨). 우측 협소대가 높은 곳에 부착되어 있기 때문인지 하악의 의치상 형태가 좌·우 비대칭이다(그림 9⑩).

의치를 교합시켜 앞에서 보면 상·하악 모두 상연의 위치(높이)에 좌·우차가 나타나는데(그림 10⑪) 뒤쪽에서 보면 치조제와 상악 결절 뒤 끝부분의 좌·우차(그림 10⑮)는 크지 않다. 또한 구치부의 배열은 반대교합이 채용되어 있다(그림 10⑬).

마지막으로 교합 상태의 측면을 보자. 상·하악 의치의 전치부 상연과 후연을 잇는 라인이 많이 기울어 있는 것처럼 보이며(그림 11⑲), 상악에 비해 하악이 확실히 앞쪽에 있다. 또한 전방면(그림 10)의 ⑫, ⑭에서도 뚜렷하게 전치부 좌측이 크게 교모되어 교합하지 않고 있다.

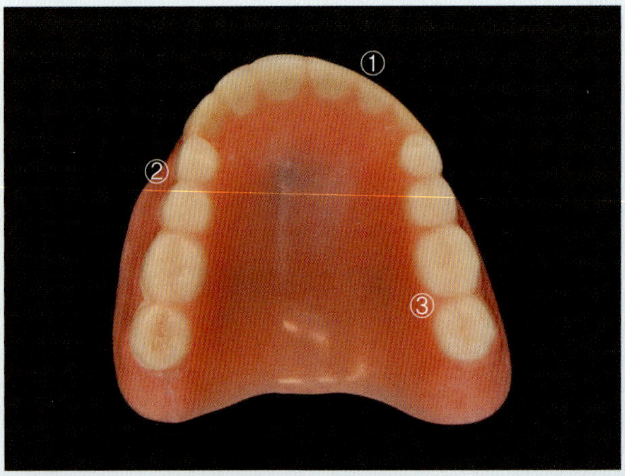

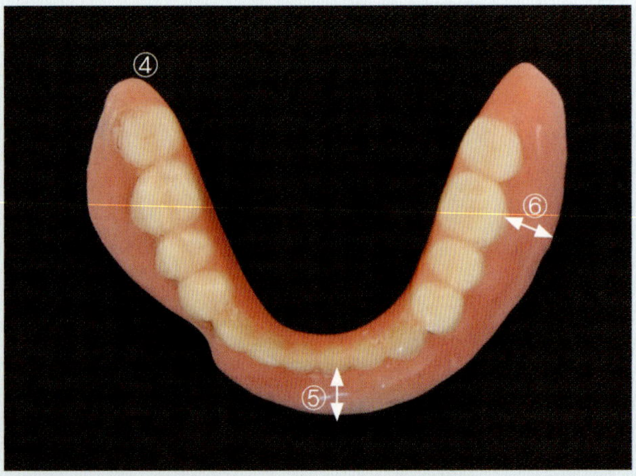

① 전치(특히 좌측) 순측면의 절삭 또는 마모
② 소구치부 순측의 절삭 또는 마모
③ 구치부 전체의 교모

④ 후구치삼각융기를 피개하지 않고 있는 상연
⑤ 하악 전치의 배열 위치가 설측 가까이 있음
⑥ 하악 구치의 배열 위치가 설측 가까이 있음

그림 8. 현 의치의 교합면에서 얻을 수 있는 정보.

Let's Analyse

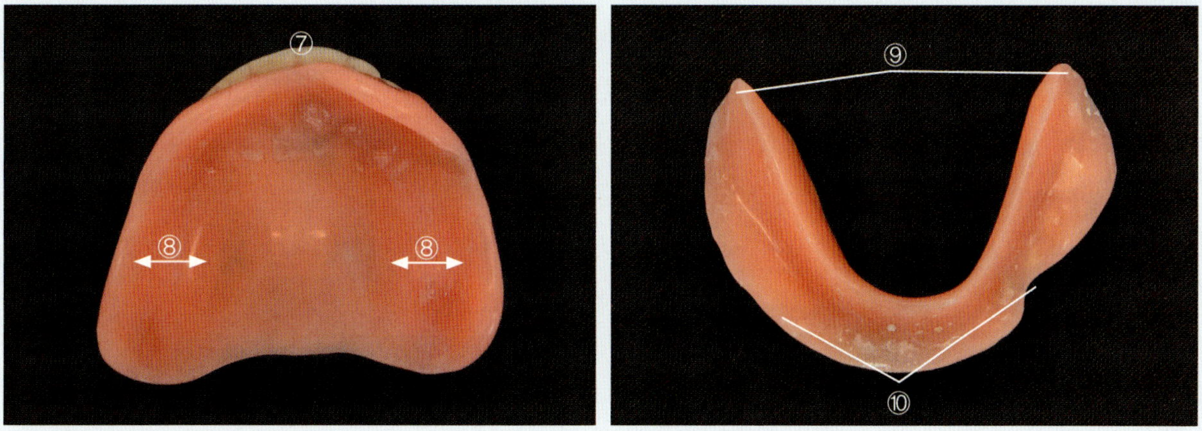

⑦ 인공치 및 의치상 순측의 절삭
⑧ 구치부 치조제의 폭, 높이는 그런대로 남아 있음
⑨ 후구치삼각융기 전연까지의 의치 상연
⑩ 의치상 형태의 좌·우 비대칭

그림 9. 현 의치, 점막면에서 얻을 수 있는 정보.

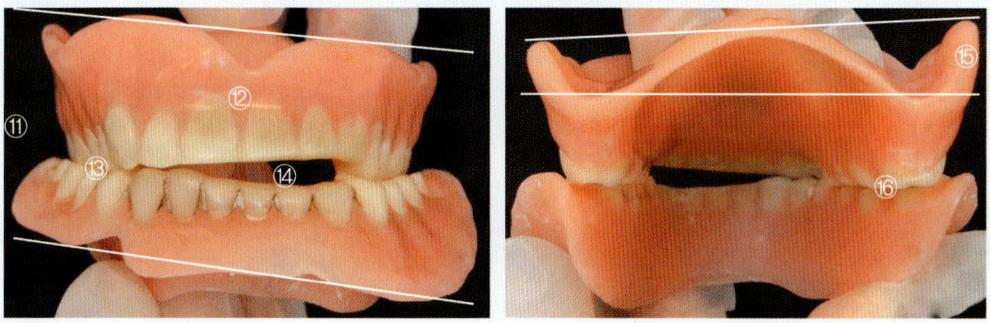

⑪ 상·하악 상연과 교합평면의 어긋남
⑫ 상악 전치부 순측의 절삭 또는 마모
⑬ 구치부 반대교합
⑭ 상·하악 전치부, 좌측의 교모로 인한 개방교합 상태
⑮ 상악 상연과 상악 결절 후연 평면의 어긋남
⑯ 구치부의 두드러진 교모

그림 10. 현 의치, 교합 상태의 전·후방면에서 얻을 수 있는 정보.

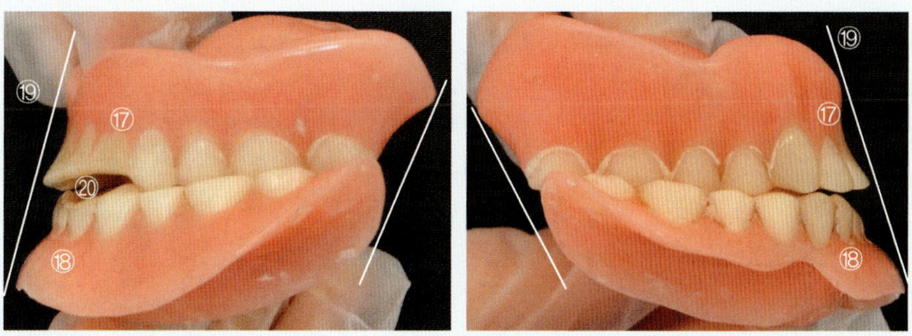

⑰ 상악 전치부 순측의 절삭 또는 마모
⑱ 하악 전치부가 설측에 가깝게 배열되어 있음
⑲ 상·하악 전치부 상연, 후연부 상연의 위치관계
⑳ 상·하악 전치부 좌측의 교모로 인한 개방교합 상태

그림 11. 현 의치, 교합 상태의 좌·우 측면에서 얻을 수 있는 정보.

현 의치 해석: 얻을 수 있는 '단서'

이번에도 꽤 많은 정보를 얻었는데 그 정보에 대해 분석·해석해 보고자 한다(그림 12).

1. 환자 스스로의 의치 조정과 특수한 식습관, 버릇 등이 있을 가능성

교합면, 점막면, 전면을 보면 전치부의 순측면은 절삭 또는 마모로 인해 형태가 뚜렷하게 변했을 것으로 여겨진다. 또한 좌측 전방에서 전치 절연이 크게 교모(마모)되어 있다. 이러한 이유는 무엇일까? 의치 제작 후 치과에 통원하지 않았던 것으로 보아 치과의사가 절삭했을 가능성은 없다. 생각할 수 있는 것은 ① 환자 스스로 절삭 연마, ② 과도한 양치질, ③ 특수한 버릇과 식습관 등이다.

다만, 뒤에서 다루겠지만 악간관계는 분명한 Class Ⅲ 증례이므로 정상 피개를 부여하면 상악의 입술 지지가 커지기 쉬우므로 환자 스스로 연마하여 조정했을 가능성이나, 과도한 입술 지지에 입술의 버릇으로 인한 강한 구순압이 10년이라는 장기간에 걸쳐 접촉한 결과 서서히 마모된 것일지도 모른다(필자는 아직 경험한 적이 없지만……).

또한 전치 절연의 교모는 전치로 음식물을 물고 있거나, 음식을 물어뜯는 식습관이나 식사 이외에도 뭔가 딱딱한 것을 전치로 물어서 고정하는 습관을 가지고 있을 가능성까지 생각할 수 있다.

2. 안면 좌·우 비대칭, 좌측이 처져 있었을 가능성

앞서 이야기한 것처럼 상·하악 의치 상연의 좌·우차를 보면 분명히 좌측이 내려가 있는 것처럼 보이므로 어쩌면 교합평면을 우측으로 기울어지게 설정한 것인지도 모르겠다. 하지만 상악의 치조제나 상악 결절 후연의 좌·우차를 보면 두개골에 비해 뚜렷한 경사는 나타나지 않는다. 즉, 얼굴 표면, 연조직의 좌측 하수나 긴장 정도에 좌·우차가 있었을 가능성을 생각할 수 있다.

3. Class Ⅲ 악간관계

상·하악 의치의 전치부 상연을 잇는 라인이 매우 기울어져 있다. 또한 후구치삼각융기를 피개하고 있지는 않다고 하지만, 하악 후연이 매우 앞쪽에 있는 것으로 생각된다. 그리고 구치부 반대교합을 채용하고 있음에도 불구하고 하악 전치나 구치가 설측에 있는 것을 생각하면 악간관계는 Class Ⅲ라는 것을 쉽게 예상할 수 있다.

4. 하악 의치의 유지력이 낮음

하악 좌측 협소대부의 상연이 매우 짧아져 있는 것이나 후구치삼각융기가 피개되어 있지 않은 점 등으로 보아 아마도 하악 의치의 변연봉쇄가 불충분하며 유지력이 낮다고 생각할 수 있다.

본 증례에서 현 의치의 해석은……

① 환자 스스로의 의치 조정과 특수한 식습관 및 버릇 등이 있을 가능성
② 안면 좌·우 비대칭, 좌측이 처져 있을 가능성
③ Class Ⅲ 악간관계
④ 하악 의치 유지는 낮음
⑤ 교모가 진행되고 있어도 상·하악 모두 비교적 안정된 역학적 관계를 유지할 수 있음

그림 12. 본 증례의 현 의치에서 얻을 수 있는 새 의치의 단서.

5. 10년간 조정 없이 사용할 수 있었던 이유

그럼 어떻게 본 증례에서는 10년 동안 조정 없이 편안하게 의치를 사용할 수 있었던 것일까? 이 책에서 지금까지 소개한 많은 장기 경과 증례는 교모로 인해 구치부 교합 접촉이 감소하여 전치부의 접촉이 심해졌다. 또한 기능교두의 교모로 역몬슨만곡(anti-Monson curve)이 일어나 상악이 전복되기 쉬워져 충분한 기능을 발휘하지 못했다.

본 증례는 교모는 일어났지만 앞서 말한 것처럼 원인불명의 전치부 절연의 마모로 인해 전치부의 접촉은 일어나지 않았으며, 또한 구치부에서는 반대교합 때문에 상악 의치에 들어가는 힘의 벡터가 안쪽을 향하고 있다. 그리고 하악 구치도 치조제정보다 설측에 배열되어 있으므로, 자칫하면 불리해지기 쉬운 이 벡터를 효율적으로 받아들이고 있는 것 아닐까? 즉, 교모가 진행되었어도 상악 모두 비교적 안정된다. 역학적 관계를 유지하고 있다고 생각되며 이것이 별다른 증상 없이 장기간 사용할 수 있었던 하나의 원인이라고 할 수 있다.

새 의치 계획

위와 같은 분석 결과를 통해 새 의치 제작에 있어서 주의해야 할 포인트에 대해 고찰해 보자. 본 증례에서 반드시 첫 번째로 거론해야 할 것은 '재제작으로 환자 만족도를 향상시키는 것은 쉽지 않다'는 것이다.

앞서 말한 것처럼 현 의치는 역학적인 균형이 뛰어나 장기간 사용해도 뚜렷한 기능 저하가 나타나지 않았다. 더욱이 이번 내원은 환자 자신이 원해서가 아니라 가족이 의뢰한 것으로 보아 새 의치를 제작한다고 해도 환자 본인의 수용 여부 장벽이 상당히 높을 것으로 생각한다. 무턱대고 재제작한다 해도 환자는 새 의치를 사용하지 않고 계속 현 의치를 사용할 것이다. 즉, 환자와 그 가족에게 그렇게 될 가

능성을 충분히 설명하고 그럼에도 재제작을 하는 이유와 장점을 환자 본인에게 납득시킨 후에 제작을 시작해야 한다.

또한 전치부의 절삭 또는 마모에 대해서는 환자 스스로 절삭 조정을 하지 않는지 확인한 후 과도한 양치질을 하지 않도록 지도하는 것이 필요하며, 또한 식습관이나 버릇에 대해서도 충분한 문진이 필요하다. 경우에 따라서는 새 의치에 동일한 피개를 부여해야 할 가능성까지 생각해 두어야 한다.

그 밖에도 교합평면이나 전치부의 수평 라인에 주의가 필요한 점이나 하악 의치의 유지력 확보를 위해 후구치삼각융기부나 좌측 협소대의 부착 위치를 확인하여 신중하게 상연을 설정해야 한다. 그리고 Class Ⅲ 악간관계이므로 인공치의 배열 위치는 현 의치를 충분히 참고해야 하며 현 의치와 마찬가지로 구치부는 반대교합으로 하는 것이 바람직하다.

* * *

본 장의 증례는 앞 장과는 달리 의치 완성 후 한 번도 조정이 이루어지지 않았던 증례다. 포인트는 환자 자신이 자발적으로 재제작을 원하는 것이 아니라 환자의 가족이 상담을 해왔다는 것이다. 고령자를 걱정하는 마음 때문인지 본 증례처럼 환자 스스로가 아니라 가족에게 의치 제작을 의뢰받는 일이 점점 늘어나고 있다. 그러한 경우에 필자가 반드시 가족에게 전달하는 사항은 '의치는 환자가 스스로 새로운 의치를 만들고 싶다고 원하지 않는 한 재제작해도 소용없게 될 가능성이 크다'는 것이다.

더욱이 본 증례의 의치는 역학적 관계가 뛰어나며 충분한 기능을 유지하고 있다는 점을 고려하면 충분한 상담이 필요할 뿐만 아니라 재제작 자체를 신중하게 생각해야 한다.

감사의 말

본 장의 증례 사진은 효고현 단바사사야마시에서 개업한 Moriguchi Kazuhiko(森口和彦) 선생님께 제공받았습니다. 이 자리를 빌려 감사를 표합니다.

Memo

CHAPTER 6

인공치 배열 위치로 보아 하악의 편위가 의심되는 증례

증례 개요

환 자: 70대 남성

주 소: 의치가 잘 빠지며 씹기가 힘들다.

현재 병력: 현 의치는 약 5년 전에 제작하여 몇 년 동안 문제없이 사용해 왔지만 하악 의치가 부러져 수리한 후부터 자주 치과의원에서 조정을 받았다. 최근에는 위·아래 모두 점점 잘 빠지는 것 같다(그림 1~7).

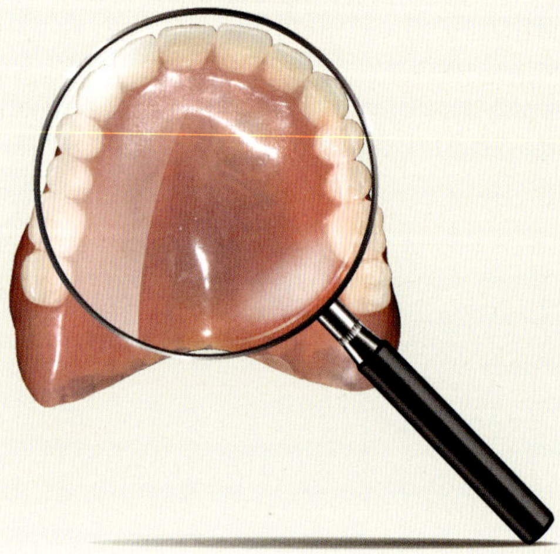

Memo

Check Details

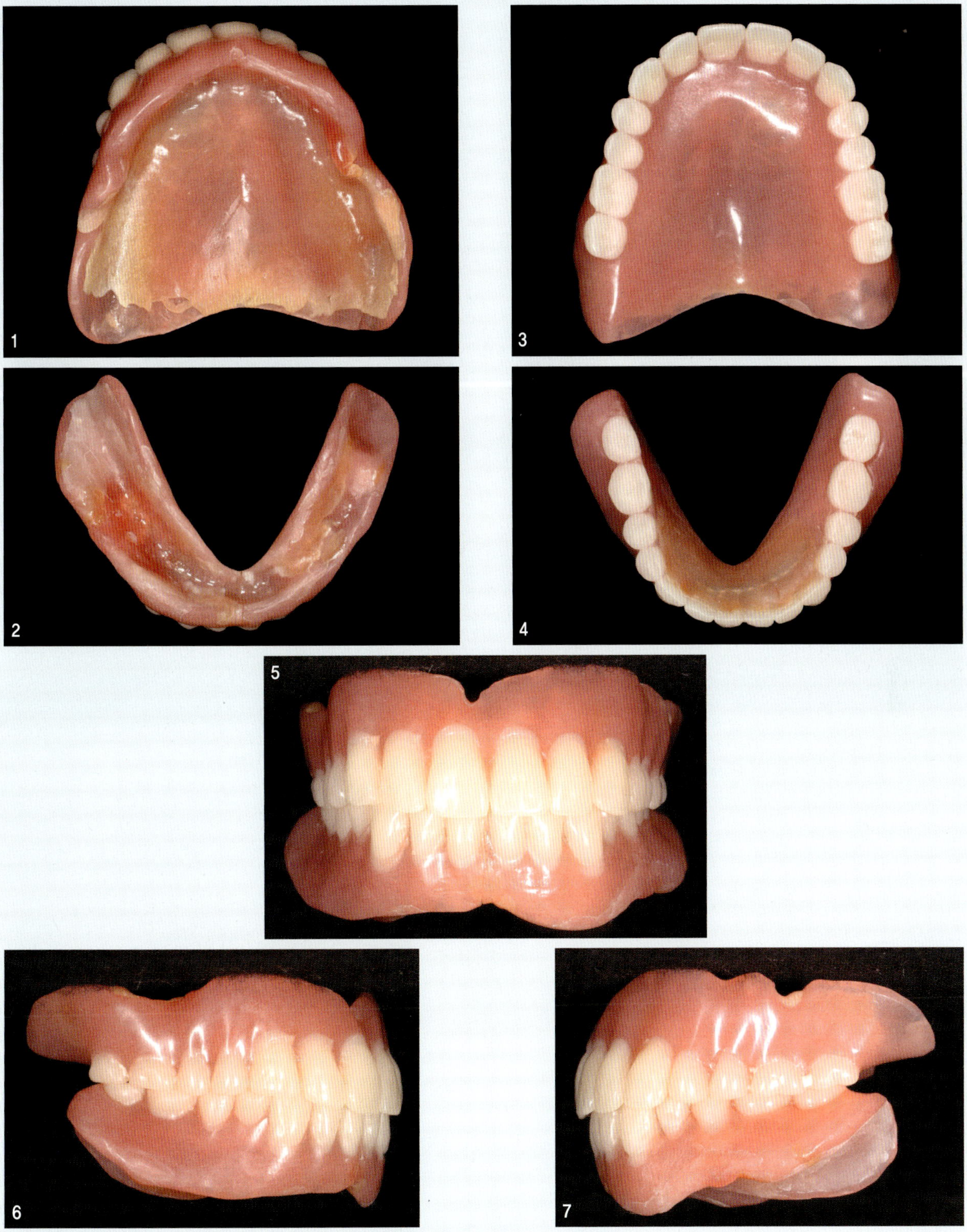

그림 1~7. 현 의치, 점막면, 교합면, 교합 상태의 정면 및 좌·우 측면.

현 의치 분석: 이해의 '열쇠'

독자 여러분은 현 의치의 사진(그림 1~7)에서 어떤 정보를 얻을 수 있었는가?

언뜻 보아도 상·하악 모두 점막면에 이장이 이루어졌다는 점과 하악 의치의 파절이 있었다는 것을 알 수 있을 것이고, 그 밖에도 증례를 알아낼 수 있는 힌트가 매우 많이 포함되어 있다.

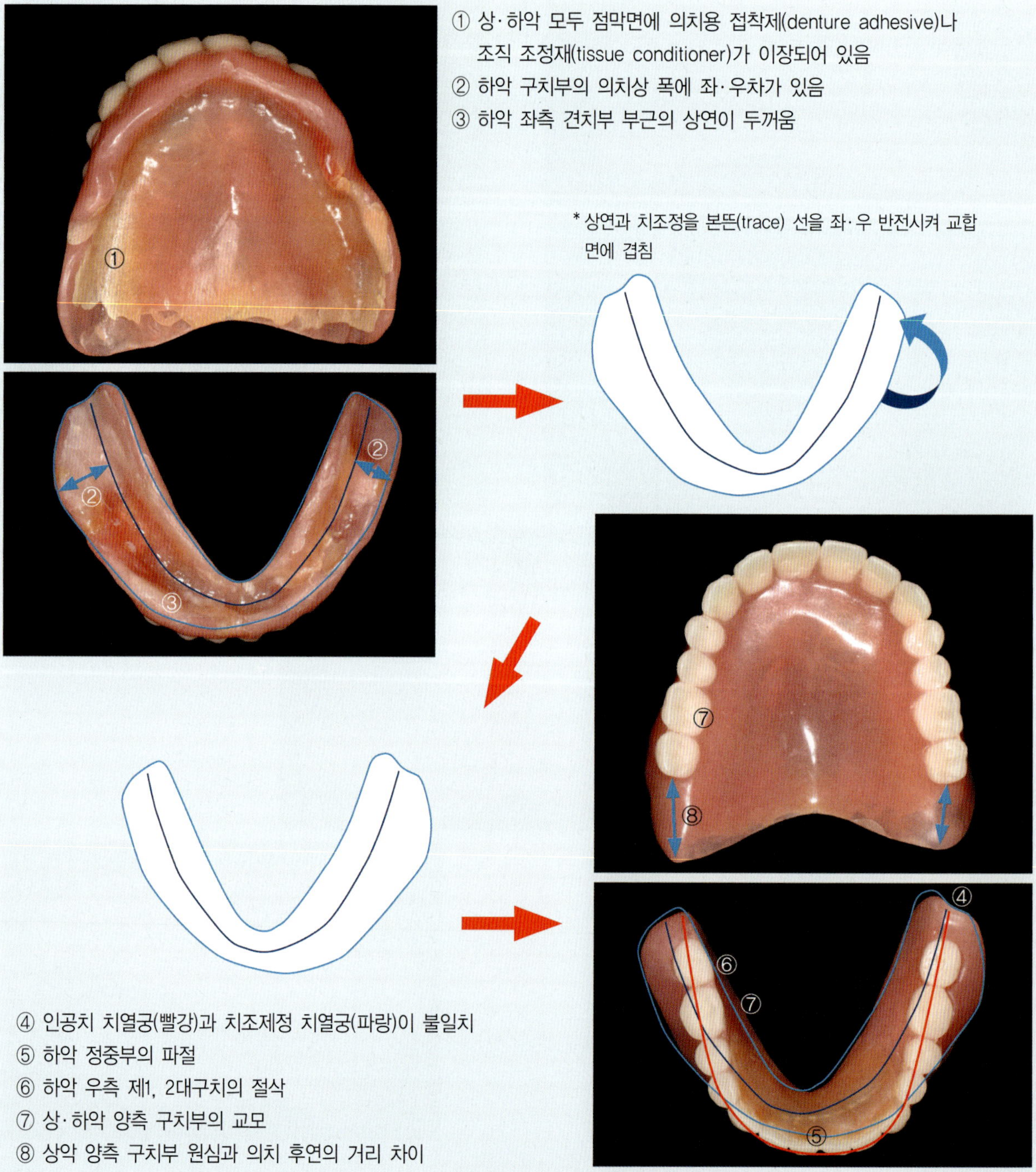

① 상·하악 모두 점막면에 의치용 접착제(denture adhesive)나 조직 조정재(tissue conditioner)가 이장되어 있음

② 하악 구치부의 의치상 폭에 좌·우차가 있음

③ 하악 좌측 견치부 부근의 상연이 두꺼움

* 상연과 치조정을 본뜬(trace) 선을 좌·우 반전시켜 교합면에 겹침

④ 인공치 치열궁(빨강)과 치조제정 치열궁(파랑)이 불일치

⑤ 하악 정중부의 파절

⑥ 하악 우측 제1, 2대구치의 절삭

⑦ 상·하악 양측 구치부의 교모

⑧ 상악 양측 구치부 원심과 의치 후연의 거리 차이

그림 8. 현 의치의 교합면에서 얻을 수 있는 정보.

그림 8~10을 보면서 얻은 정보를 정리해 보자.

먼저 점막면을 보면 앞서 이야기한 것처럼 상·하악 모두 의치용 접착제 또는 조직 조정재가 이장되어 있음을 알 수 있다(그림 8①). 모두 변색되어 있으며 그 상황도 양호하다고는 할 수 없다. 구치부의 상연을 보면 치조제정에서 협측으로의 상연 길이는 우측이 짧고, 좌측은 길어져 있어 좌·우가 많이 달라 보인다(그림 8②). 또한 상연을 잘 보면 좌측 견치 해당 부위의 상연이 다른 부분보다 매우 두꺼워져 있다(그림 8③).

이어서 교합면을 보자. 점막면 하악 의치 상연의 라인과 치조정 라인을 본뜬 후 좌·우 반전하여 교합면의 사진에 겹쳐 보는 것으로 치조제정의 치열궁과 인공치의 치열궁을 비교할 수 있게 된다. 그 결과 본 증례에서는 분명히 양쪽 치열궁이 좌·우 방향으로 크게 어긋나 있음을 알 수 있다(그림 8④). 하악 전치부에는 파절을 수리한 흔적이 있으며 보강 구조의 식립과 레진의 변색을 확인할 수 있다(그림 8⑤). 하악 우측 제1, 2대구치 인공치의 설측은 크게 절삭된 것으로 보인다(그림 8⑥). 구치부 교합면은 5년 정도 사용하여 교모가 진행되었다(그림 8⑦). 상악 양측 제2대구치 원심과 의치 후연의 거리에는 좌·우차가 있는데 우측이 약간 앞쪽, 좌측이 약간 뒤쪽에 배열된 것처럼 보인다(그림 8⑧).

다음으로는 상·하악 의치를 가장 안정된 상태, 즉 의치의 교두감합위에서 교합시켜 정면에서 보면 상순소대와 인공치 정중의 위치가 일치하지 않고 인공치의 정중이 좌측에 있다(그림 9⑨). 단, 상악 의치 상연의 위치와 구치부 협측의 위치관계를 보면 큰 차이는 나타나지 않는다(그림 9⑩). 또한 하악 인공치의 정중은 상악에 비해 약간 우측으로 어긋나 있는 것을 알 수 있다(그림 9⑪). 마찬가지로 구치부를 잘 보면 좌·우에서 오버젯이 다른데 오버젯은 좌측이 더 큰 것 같다(그림 9⑫).

교합 상태의 우측 측면을 봐도 구치부는 상·하악 모두 교모가 진행되어 있으며 오버젯이 매우 적은 것을 알 수 있다(그림 9, 10⑫). 또한 후연은 후구치삼각융기를 피개하지 않는 것으로 보인다(그림 10⑬).

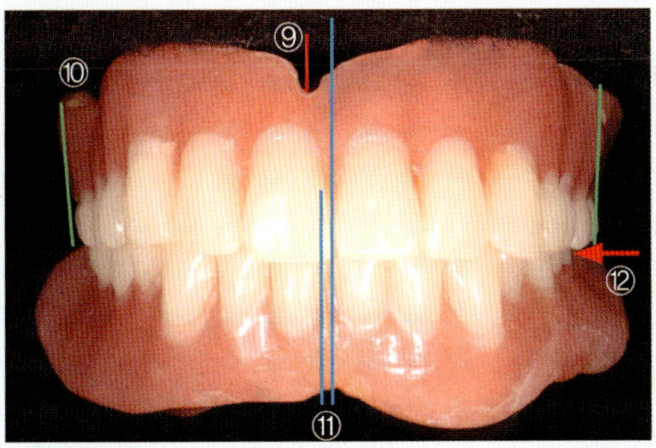

⑨ 상순소대와 상악 전치 정중의 어긋남
⑩ 상악 의치 상연과 대구치 협측의 위치관계에 큰 어긋남은 없음
⑪ 상·하악 전치 정중의 어긋남(하악이 우측에 가깝게 있음)
⑫ 양측 구치부 오버젯의 차이(우측보다 좌측이 더 큼)

그림 9. 현 의치, 교합 상태의 정면에서 얻을 수 있는 정보.

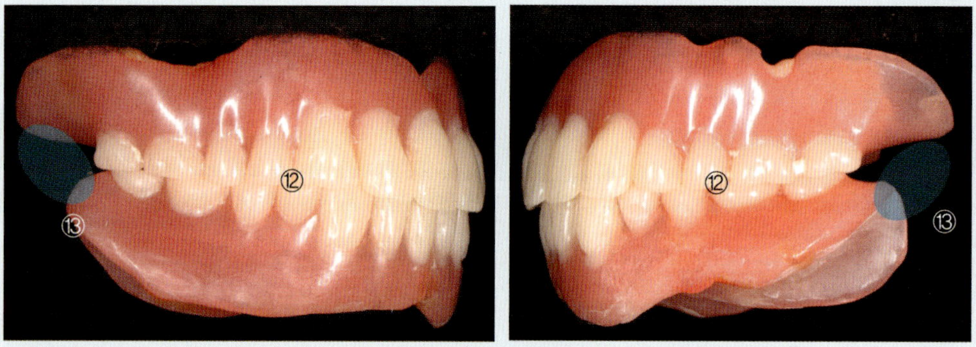

⑫ 양측 구치부 오버젯의 차이(우측보다 좌측이 더 큼)
⑬ 후구치삼각융기를 피개하지 못함

그림 10. 현 의치, 교합 상태의 좌·우 측면에서 얻을 수 있는 정보.

현 의치 해석: 얻을 수 있는 '단서'

본 증례도 사진 장수는 많지 않지만 다양한 정보를 얻을 수 있었는데, 계속해서 그 정보들을 분석·해석해 보고자 한다.

1. 하악이 우측으로 편위하고 있을 가능성

앞서 이야기한 것처럼 치조제정의 치열궁과 하악 인공치의 치열궁이 크게 어긋나 있다는 점에서 상악 또는 하악 인공치의 치열궁이 좌측에 매우 가까이 있다고 생각된다. 그러나 상악의 상연 위치와 상악 인공치의 위치관계에 그다지 좌·우차가 나타나지 않는다는 점에서 볼 때 하악이 우측으로 편위하고 있었기 때문에 이러한 배열 위치가 된 것 같다. 그 결과 하악 좌측 견치부 상연이 두꺼워진 것으로 보인다. 하악이 우측으로 편위해 있으면 협점막의 긴장 정도나 운동 범위에 좌·우차가 생긴다.

즉, 우측에서는 협점막의 긴장이 약간 강해졌다는 것을 예상할 수 있으며 그 때문에 하악 우측 협측의 상연이 짧아서, 좌측에서는 길어지기 쉬웠던 것 아닐까? (물론 단순히 변연 형성 실수 때문에 생겼을 가능성도 부정할 수 없다.) 또한 하악 우측 대구치부의 설측이 절삭되어 있는 것도 이 편위로 인해 인공치의 치열궁이 치조제보다 좌측에 매우 가까이 있어 혀에 잘 접촉한다는 환자의 호소가 있었던 것은 아닐까? 다양한 소견이 하악의 우측 편위를 말해 주고 있다.

2. 이 편위가 계속해서 일어나고 있을 가능성

앞서 이야기한 것처럼 하악이 우측으로 편위하고 있었을 가능성이 있는데, 현 의치로부터의 정보를 더욱 고찰해 보면 이 편위는 의치 제작 시뿐만 아니라 그 후에도 계속되었을 가능성이 있다. 그것을 엿볼 수 있는 소견 두 가지를 들어 보자.

먼저 하악의 정중이 상악에 비해 좌측에 있는데, 의치 제작 시에 굳이 비켜 놓았을 것이라고는 생각할 수 없으므로 서서히 어긋나 있다고 생각할 수 있다. 다음으로 구치부 오버젯의 좌·우차를 들 수 있다. 이것도 제작 시에 굳이 차이를 둔 것은 아니므로 서서히 생기고 있다고 생각할 수 있다. 이러한 것으로 보아 하악의 우측 편위가 계속되고 있을 가능성이 있다.

단, 이것은 어디까지나 가능성의 이야기이므로, 교합채득의 오류가 없었는지도 확인해 둘 필요가 있다.

3. 골격적 정중과 안모의 정중이 일치하지 않을 가능성

정면에서 보면 상악 의치 인공치의 정중과 상순소대가 크게 어긋나 있다. 그 한편으로 상악 점막면의 치열궁이나 구개 정중 라인과 상순소대의 위치에는 어긋나지 않은 것처럼 보이는 것을 보면 입술을 포함한 안모의 정중이 골격에 비해 왼쪽으로 편위했을 가능성도 생각할 수 있다.

눈치 빠른 독자라면 앞서 고찰한 것 같은 하악의 우측 편위가 아니라, 단순히 얼굴의 정중에 맞춘 결과 인공치가 좌측에 가까워진 것뿐이라고 생각할지 모른다. 하지만 상악 상연과 구치 협측면에는 어긋남이 없음에도 불구하고 이렇게까지 크게 하악의 치조정과 인공치의 치열궁이 어긋나 있다는 것을 생각하면 하악의 우측 편위가 전혀 없다고는 단언할 수 없다. 그리고 또한 얼굴이나 입술이 좌측으로 약간 편위되어 있을 가능성도 있다고 필자는 추측하고 있다.

새 의치 계획

그럼 앞과 같은 분석 결과로부터 본 증례의 새 의치 제작 시 주의해야 할 포인트를 고찰해 본다(그림 11).

우선 하악의 우측 편위가 정말 생겼는지 그리고 골격적인 정중과 안모의 정중에 어긋남이 있는지 잘 진찰해야 할 필요가 있다.

하악의 편위가 계속 생기고 있다면 악관절의 상태를 정밀조사해야 한다. 어쩌면 악관절증의 증상이

본 증례에서 현 의치의 해석은……

① 하악이 우측으로 편위하고 있을 가능성
② 이 편위가 계속 일어나고 있을 가능성
③ 골격적 정중과 안모의 정중이 일치하지 않을 가능성

그림 11. 본 증례의 현 의치에서 얻을 수 있는 새 의치의 단서.

있거나 우측 하악두에 흡수가 생겼을 가능성도 생각할 수 있다.

만일 하악에 우측 편위가 있고 특히 안모 소견에서 상악의 정중 위치를 변경할 수 없는 경우는 의치의 역학적인 안정을 고려하여 인공치의 배열 위치를 잘 생각해야 한다. 즉, 좌측의 소구치~대구치에 걸쳐서는 치조정보다 바깥쪽에 위치하게 되므로 역학적으로 불리한 상황이 될 것이 분명하다(현 의치는 이 역학적 조건과 적합 불량이 합쳐져 하악 의치가 파절되었다고도 생각할 수 있다). 따라서 새 의치에서는 좌측 인공치를 조금 더 설측에 가깝게 하는 것이 좋다.

단, 그에 따라 상악 구치부도 설측으로 배열해야 하므로 만약 전치부와 치열궁의 어긋남이 커 심미적으로 문제가 생길 것 같으면 소구치부의 이중배열도 고려해 둘 필요가 있다.

또한 이 역학적 조건이나 하악의 우측 편위가 계속되고 있을 가능성까지 생각하면, 조정하기 쉬운 lingualized occlusion을 채용하는 것이 좋은 결과로 이어지지 않을까?

Memo

CHAPTER 7

의치의 수리를 반복하고 있는 증례

증례 개요

환　　자: 70대 여성
주　　소: '최근 들어 음식을 먹기 힘들어졌다'며 새 의치 제작을 희망해 내원
현재 병력: 현 의치는 5년 전에 제작해서 사용하고 있다(그림 1~8).

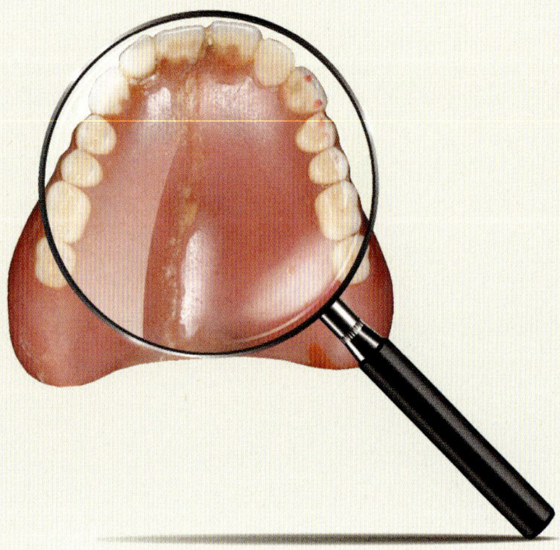

Memo

Check Details

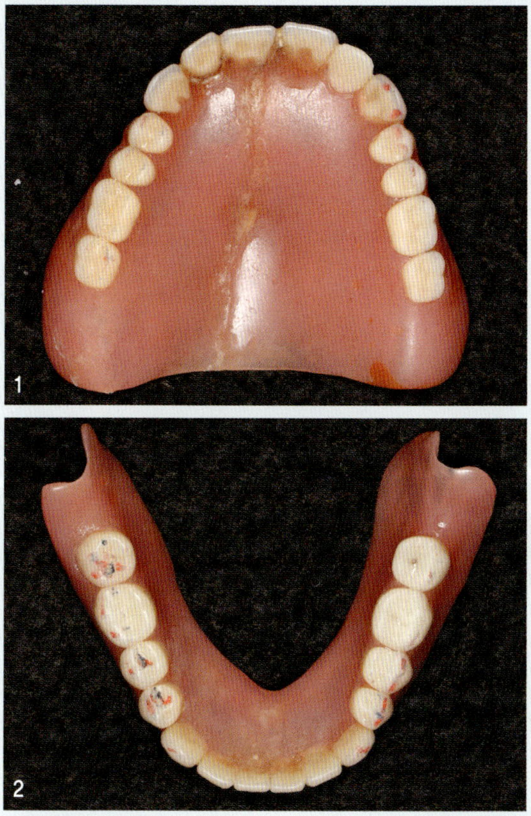

그림 1, 2. 현 의치, 교합면.

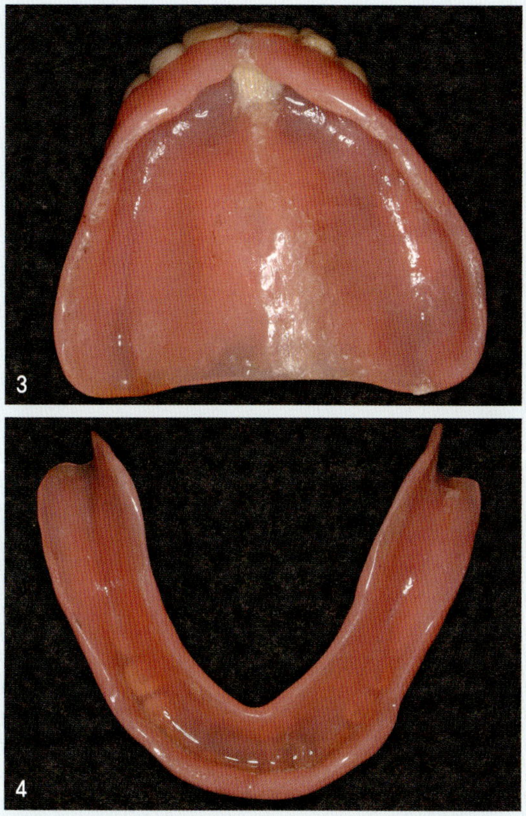

그림 3, 4. 현 의치, 점막면

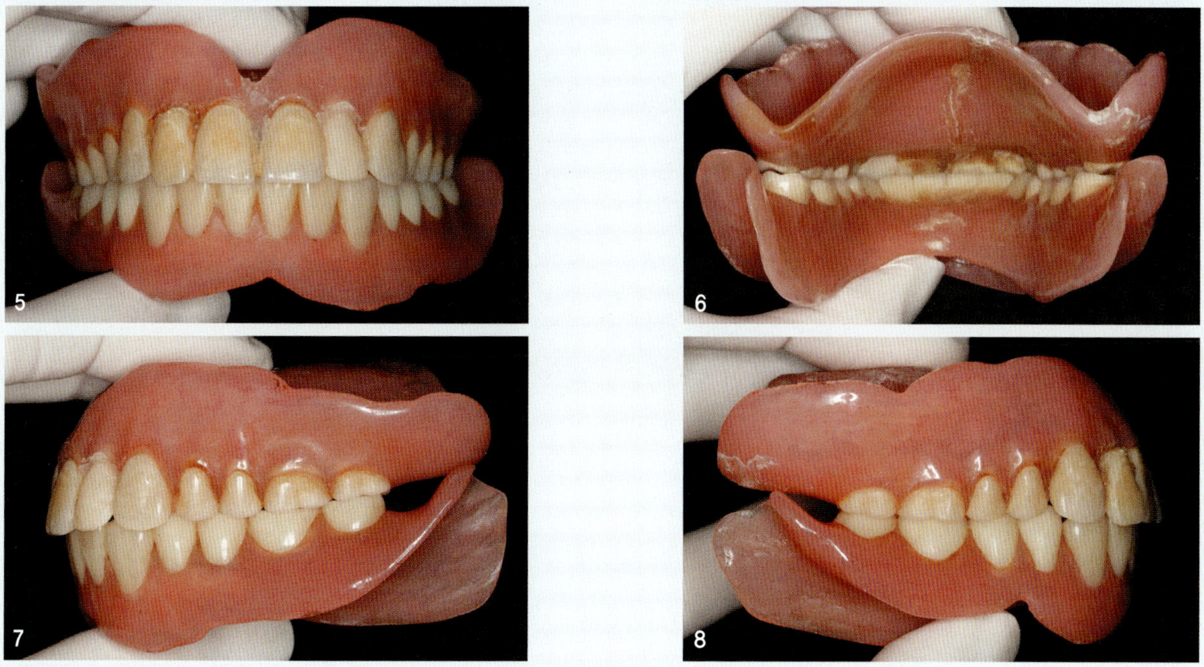

그림 5~8. 현 의치, 교합 상태의 정면, 후면 및 좌·우 측면.

현 의치 분석: 이해의 '열쇠'

독자 여러분은 현 의치의 사진(그림 1~8)에서 어떤 정보를 얻을 수 있었는가?

그럼 그림 9~10을 보면서 그 정보를 정리해 보자.

우선 눈에 띄는 것은 상악 의치 정중부의 파절일 것이다(그림 9①). 파절선의 수리 흔적이 변색되어 있다. 상악 전치부에도 마찬가지로 수리한 흔적이 남아 있는데, 여러 번 파절을 반복한 것인지 치열이 고르지 않으며 상악 좌측 측절치의 인공치는 새로운 것(즉시중합레진?)으로 치환되어 있는 것 같다(그림 9②). 구치부는 오래 사용하여 전체적으로 교모되어 있다(그림 9③). 상·하악 인공치의 색조를 비교해 보면 하악은 밝은 셰이드(shade)를 선택하고 있는 것 같다(그림 9④). 후악설골근와로의 의치상 연장(그림 9⑤)과 우측 구치부, 특히 소구치가 약간 협측에 가깝긴 하지만 전체적으로 치조정 위에 인공치가 배열되어 있는(그림 9⑥) 것도 엿볼 수 있다.

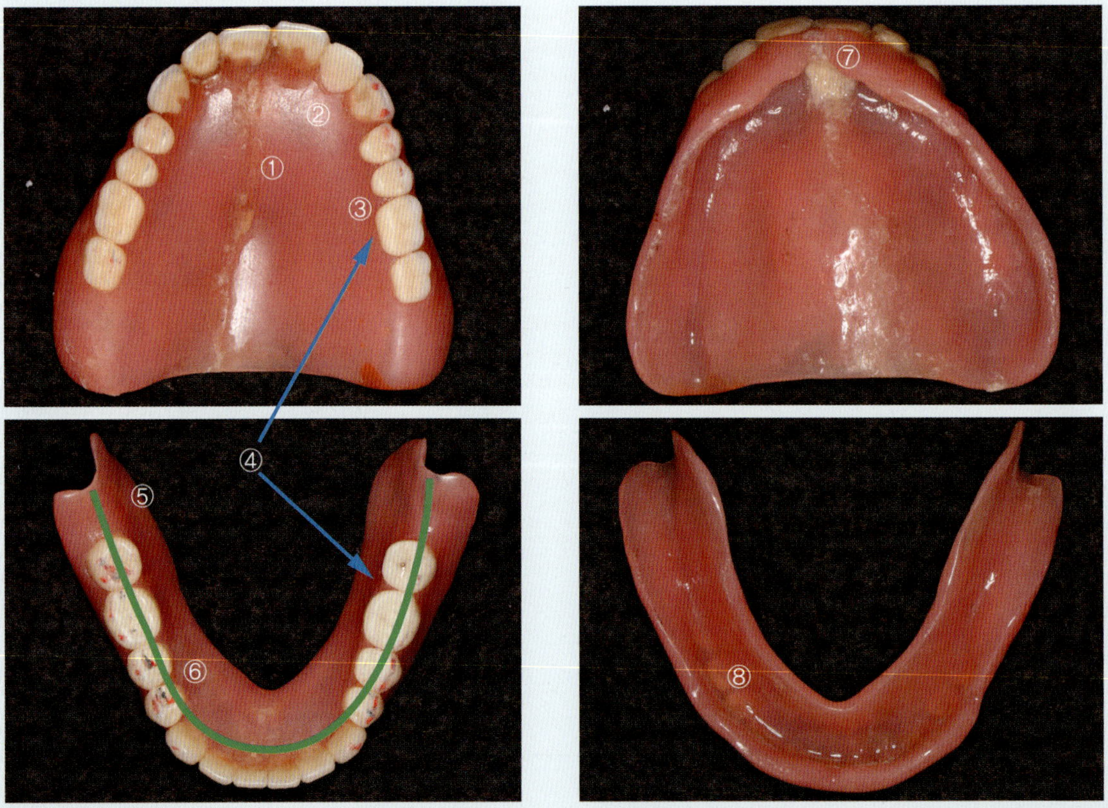

① 상악 의치상의 파절
② 상악 전치 인공치의 이탈·수리 흔적
③ 구치부 전체의 교모
④ 상·하악에서 인공치의 색조가 다름
⑤ 후악설골근와로의 의치상 연장
⑥ 우측 구치, 특히 소구치가 약간 협측에 가까이 있지만 대체로 치조정 위에 배열되어 있음
⑦ 절치유두부, 의치상 전치 정중부에 백변
⑧ 좌측 소구치부의 의치상이 얇아 인공치 기저면이 비치고 있음

그림 9. 현 의치의 교합면 및 점막면에서 얻을 수 있는 정보.
(초록색 선은 점막면의 사진에서 본떠 반전한 치조정 라인을 나타낸다.)

이어서 점막면을 보면 상악 절치유두 해당 부위에 의치상의 백변이 나타난다(그림 9⑦). 하악의 좌측 소구치부는 의치상이 얇아 인공치 기저면이 비쳐 보인다(그림 9⑧).

의치를 교합시켜 앞쪽에서 관찰하면 상악 전치 치경부와 순측면이 오염된 것이 우선 눈에 띈다(그림 10⑨). 상순소대는 상당히 위쪽에 부착된 것이 의심된다(그림 10⑩). 상·하악 인공치의 정중은 일치하고 있으며(그림 10⑪) 뒤쪽에서 봐도 상악 익돌 하악 주름과 하악 의치 후연의 관계에 큰 좌·우차(그림 10⑫)는 나타나지 않는다. 상악 구치부는 설측의 높이가 거의 없고 제2대구치의 원심측도 거의 의치상에 묻혀 있는 상태다(그림 10⑬). 전치부의 오버바이트가 깊은 것도 신경쓰인다(그림 10⑭).

마지막으로 교합 상태의 측면을 보면 상·하악 소구치의 협측면에서는 상악이 더 작아 인공치의 크기가 다른 것처럼 보인다(그림 10⑮). 앞서 말한 것처럼 구치 인공치에는 뚜렷한 교모가 나타나며(그림 10⑯) 전치부의 오버젯이 결코 적다고는 할 수 없다(그림 10⑰). 후구치삼각융기는 일부가 피개되어 있는 상태(좌측은 절반 이상, 우측은 1/3 정도로 예측됨)이다(그림 10⑱).

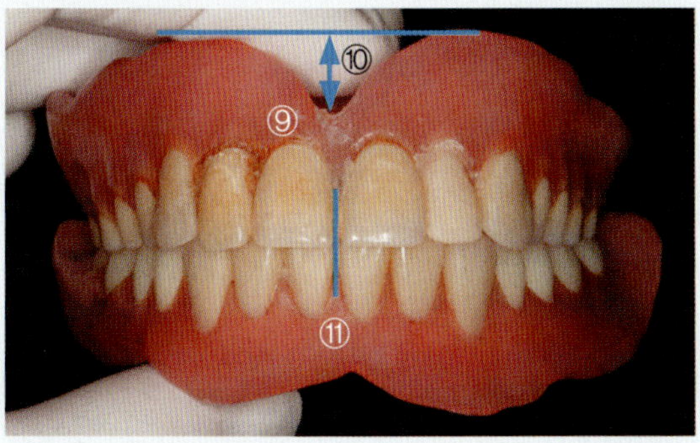

⑨ 상악 전치 치경부의 착색
⑩ 상순소대부의 릴리프(relief)양이 큼
⑪ 상·하악 인공치의 정중은 일치하고 있음

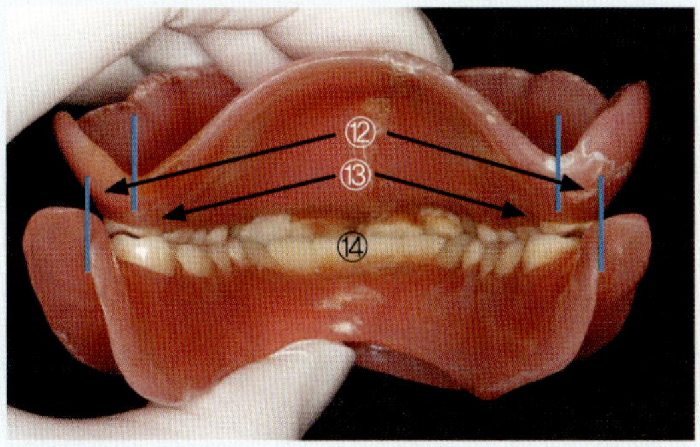

⑫ 익돌 하악 주름의 상·하 위치관계는 좌·우 균등
⑬ 상악구치부 인공치의 고경이 낮음
⑭ 전치부의 오버바이트가 깊음

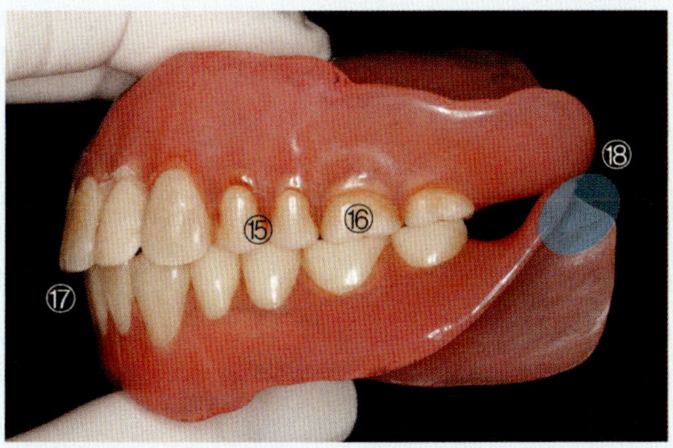

⑮ 상·하악 구치 인공치의 크기가 다름
⑯ 구치 인공치의 뚜렷한 교모
⑰ 전치부 오버젯은 적지 않음

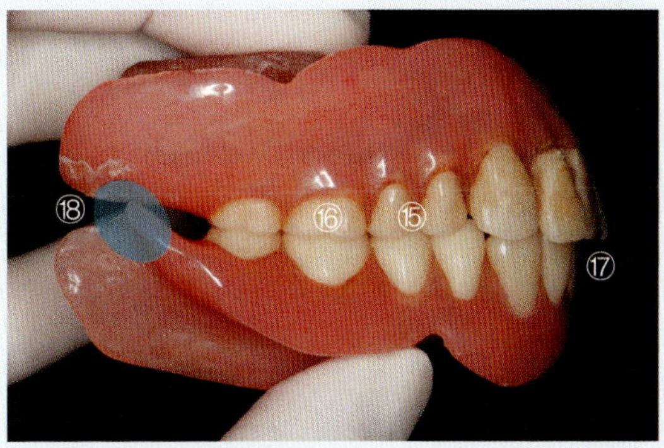

⑱ 후구치삼각융기는 일부 피개되어 있음(좌측은 절반 이상, 우측은 1/3 정도로 예측됨)

그림 10. 현 의치. 교합 상태의 정면, 후방면 및 측면에서 얻을 수 있는 정보.

현 의치 해석: 얻을 수 있는 '단서'

1. 적절한 유지관리가 이루어지지 않았을 가능성

먼저 왜 상악 의치가 정중에서 파절되어 있는지에 대해서는 이미 많은 독자들이 알고 있을 거라 생각하는데, 상악의 치조제 흡수로 인해 적합 불량이 되어 있는 데도 의치를 계속 사용하고 있었기 때문이다. 인공치의 이탈과 그 수리 상황에 대해 분석해 보면 상악 좌측 측절치~우측 견치까지는 이탈, 수리한 흔적이 보이며, 레진의 변색이나 치열이 고르지 못한 것 등을 보면 한두 번이 아니라 여러 번 수리가 이루어진 것 같다. 즉, 이탈의 원인(아마도 구치부 교모로 인한 전치에서의 과도한 접촉, 적합 불량으로 인해 생기는 의치의 변형)에 적절한 대응이 이루어지지 않은 것이 의심된다.

그럼 전치 순측의 착색이나 점막면 절치유두 해당부의 백변은 무엇일까? 유상 의치의 임상 경험이 많은 독자라면 알 수 있을지도 모르겠지만, 이것은 순간접착제로 수리한 흔적이다. 치과의사가 이런 수리를 했을 리는 없으므로 아마도 환자가 스스로 인공치 이탈을 수리한 것으로 보인다. 즉, 여러 번 고쳐도 계속 빠지는 전치 인공치에 대해서 환자가 통원을 포기하고 직접 수리한 것이라고 생각할 수 있지 않을까? 어쩌면 정중부의 파절도 직접 수리해 본 적이 있을지 모른다.

정리하자면, 이 증례는 적절한 유지관리가 이루어지지 않은 결과 다양한 문제가 반복되었던 증례라 할 수 있다.

2. 상악 의치와 하악 의치의 제작 시기, 담당 치과의사가 다를 가능성

상·하악 인공치의 색조나 크기 차이 등을 보면, 의치를 제작한 시기나 담당 치과의사가 달랐다고 생각할 수 있다. 앞에서 서술한 것처럼 의치의 유지관리가 제대로 이루어지지 않은 것과 하악 의치의 형태(설측의 S자형 커브, 후악설골근와부로의 연장)가 비교적 잘되어 있는 것이 통일성이 없는 것처럼 생각된다(즉, 하악 의치를 제작했던 치과의사라면 상악의 문제를 알아차리지 않았을까 추측된다). 다만 인공치의 변색 등을 보면 하악 의치의 제작이 아마 시기적으로 나중일 것이기 때문에 수수께끼는 깊어져 간다. 잘못된 추측일 수도 있지만, 어쩌면 환자가 통원하고 있던 것은, 의사 수가 많아 담당의 제도를 채택하지 않는 치과여서 상악 의치를 제작한 의사와 하악 의치를 제작한 의사, 유지관리를 한 의사 등 여러 명의 의사가 치료에 관여했을지도 모른다.

3. 악간관계·치조제의 상태는 비교적 양호

앞에서 이야기한 것처럼 뒤쪽에서 보았을 때 좌·우의 어긋남이 적은 것, 시상적인 의치의 교합 상태(뒤에서 이야기하겠지만 교합고경의 설정이나 교모로 인해 약간 Class Ⅲ 경향으로도 보이기는 하지만), 인공치의 배열 위치 등을 아울러 볼 때 악간관계는 비교적 양호하다고 생각된다.

또한 상악 인공치 고경의 낮음, 상대적인 구개의 깊이, 하악 점막면에서 추측되는 전치부 치조제의 높이(소구치부 의치상의 얇기) 등을 생각하면, 비교적 양호한 치조제 상태를 유지하고 있는 것 아닐까?

본 증례에서 현 의치의 해석은……

① 적절한 유지관리가 이루어지지 않았을 가능성
② 상악 의치와 하악 의치의 제작 시기, 담당 치과의사가 달랐을 가능성
③ 악간관계·치조제의 상태는 비교적 양호
④ 교합고경이 낮을 가능성

그림 11. 본 증례의 현 의치에서 얻을 수 있는 새 의치의 단서.

4. 교합고경이 낮을 가능성

상악 인공치의 고경이 매우 낮은 것이나 하악 소구치부 의치상이 얇은 것은, 교합고경이 낮기 때문인지 아니면 앞서 이야기한 것처럼 치조제의 높이가 남아 있기 때문인지는 판별하기 어렵다. 하지만 그래도 교합고경이 낮을 가능성을 의심케 하는 소견으로서 측면에서의 상·하악 의치 상연 최심부에서의 거리가 짧게 느껴지는 점과 후구치삼각융기부의 의치상 형태를 볼 때 후구치삼각융기를 모두 덮고 있었다고 하면 상악 결절에 접촉하게 된다고 여겨지는 것을 들 수 있다.

정리

이상과 같은 분석 결과를 바탕으로 새 의치를 제작할 때 주의해야 할 포인트에 대해 고찰하고자 한다. 앞서 말한 것처럼 적절한 유지관리가 이루어지지 않았던 것은 명확하므로 그 중요성을 치과의사와 환자 양쪽이 모두 이해하는 것이 가장 중요하다. 그 밖의 포인트로서는 교합고경을 다시 한번 진단하여 조금 더 올리는 것이 좋을 것 같다. 인공치 배열 위치에는 큰 문제가 나타나지 않으므로 현 의치의 인상(impression)을 치과기공사에게 전달하는 등의 궁리를 통하여(96페이지 EXTRA 3 참조) 큰 차이가 생기지 않도록 조심한다. 상순 소대부의 릴리프양에 대해서도 재검토가 필요하다.

본 장의 증례에서 한 가지 포인트를 든다면 후구치삼각융기부가 왜 어중간하게 피개되어 있는지다. 하악 의치 후연은 후악설골근와부까지 의치상을 연장할 수 있는 인상을 채득할 수 있다면 쉽게 피개할 수 있었을 것이다. 그렇다면 왜 피개되지 않은 것일까? 그것은 앞서 말했지만 설정한 교합고경이 낮았기 때문에 이 부위가 상악결절에 접촉해 버려 어쩔 수 없이 절삭했을 가능성이 크다. 그러나 교합고경을 적절하게 설정하면 이 부위를 피개하는 것은 가능했을 것으로 생각된다. 바꾸어 말하면 '적절한 교합고경을 가진 악간관계를 설정할 수 있으면 의치는 자연히 이상적인 형태에 가까워진다'라고도 할 수 있다.

CHAPTER 8

하악 의치의 난이도가 높은 증례

증례 개요

환 자: 70대 남성

주 소: 현 의치를 제작한 의원에서 계속해서 다양한 조정을 받아 왔지만 통증 때문에 식사를 할 수 없다. 완성 초기부터 하악 의치가 제대로 되지 않았다고 느꼈다면서 새 의치 제작을 희망하였다.

현재 병력: 현 의치는 약 1년 전에 제작되어 사용되고 있다(그림 1~7).

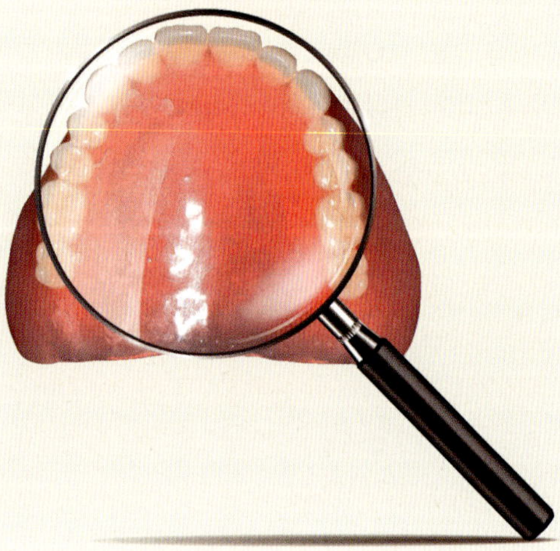

Memo

Check Details

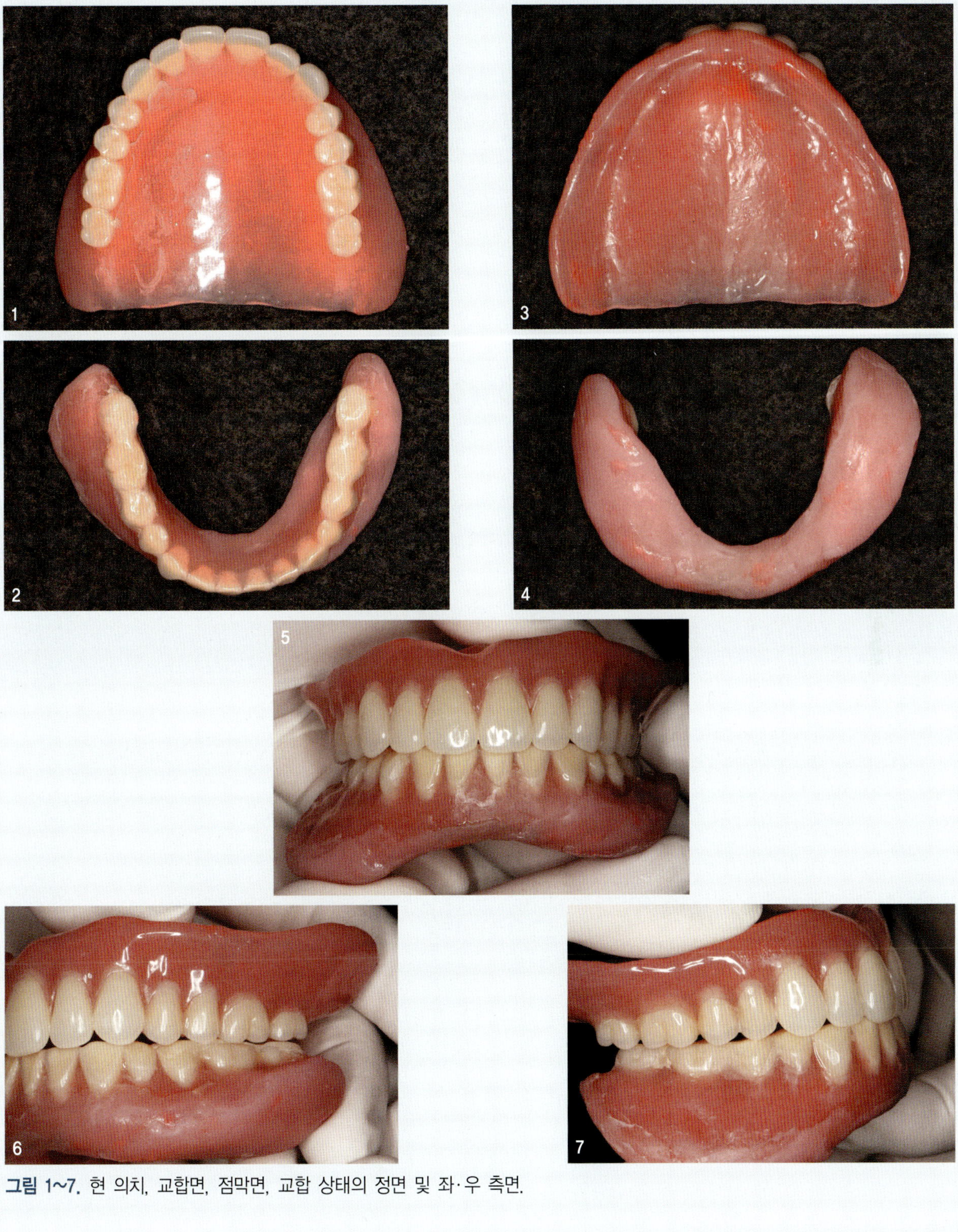

그림 1~7. 현 의치, 교합면, 점막면, 교합 상태의 정면 및 좌·우 측면.

현 의치 분석: 이해의 '열쇠'

독자 여러분은 현 의치의 사진(그림 1~7)에서 어떤 정보를 얻을 수 있었는가?

그럼 그림 8, 9를 보면서 얻은 정보를 정리해 보자.

상악 의치를 보면 의치상 형태나 인공치 배열에서 눈에 띄는 특징은 나타나지 않지만, 구개부에 흰색 재료가 부착되어 있는 것이 신경쓰인다(그림 8①). 이것은 아마도 하악에 광범위하게 발린 조직 조정재(그림 8②)가 이장 시 상악 구개에 부착된 것으로 생각된다.

하악 구치부를 보면 치관부가 연속되어 있고 교합면도 평평한 점으로 보아 즉시중합레진이 축성되어 있다고 생각된다(그림 8③). 게다가 하악 전치부는 절연(incisal)이 매우 얇아져 있어 순측으로부터 절삭되어 있는 것처럼 보인다(그림 8④). 인공치의 배열 위치를 보면 좌측에 비해 우측이 설측에 훨씬 가까이 있으며(그림 8⑤) 양쪽 모두 의치 후연 직전까지 배열되어 있는 것처럼 보인다. 다만 상연은 짧고 후구치삼각융기가 피개되어 있지 않다(그림 8⑥).

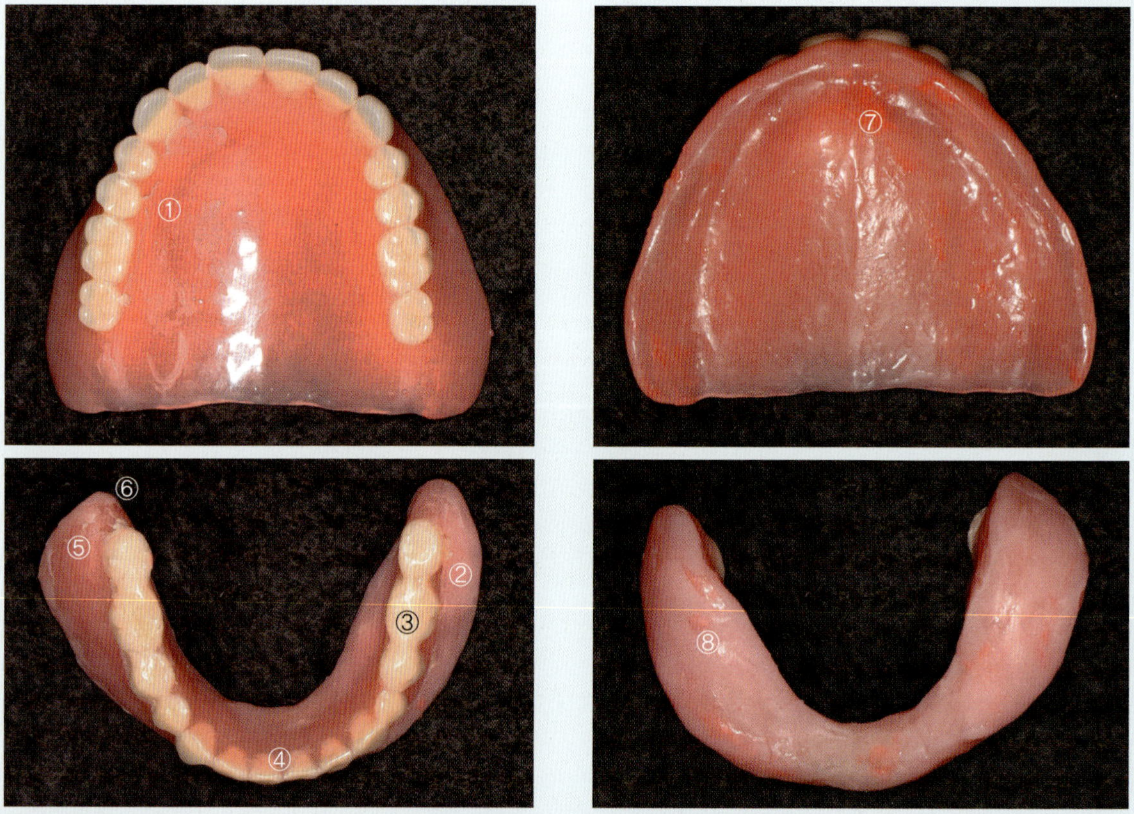

① 조직 조정재의 부착
② 조직 조정재의 이장
③ 구치부 교합면에 레진을 덧붙임
④ 하악 전치 절연부가 얇음
⑤ 특히 우측에서 인공치가 설측 가까이에 있음
⑥ 의치 후연이 짧음
⑦ 의치용 접착제가 잔존
⑧ 조직 조정재가 두껍게 이장되어 있음

그림 8. 현 의치의 교합면 및 점막면에서 얻을 수 있는 정보.

이어서 점막면을 보면 상·하악 모두에 붉은색 작은 부착물이 군데군데 보인다(그림 8⑦). 이것은 환자가 사용하고 있는 의치용 접착제가 제거되지 않고 남아 있는 것으로 추측된다. 그리고 하악에는 전체적으로 조직 조정재가 두껍게 이장되어 있다(그림 8⑧). 치조제정 부위는 뚜렷하지 않으며 전체적으로 평평한 면으로 되어 있다.

의치를 교합시켜 앞에서 보자. 앞서 말한 것처럼 하악 전치가 크게 깎여 있어 경질 레진 치아의 에나멜층이 없어지고 덴틴층의 노란색이 노출되어 있다(그림 9⑨). 또한 구치부는 상·하악 모두 상연과 인공치 치경부의 위치관계에 좌·우차가 큰 것을 알 수 있다(그림 9⑩, ⑪). 하악 전치부 치조제의 위치를 기준으로 하면 우측이 좌측에 비해 매우 저위에 있다.

마지막으로 교합 상태의 좌·우 측면을 보면 전치뿐만 아니라 소구치부도 순측이 절삭되어 있음을 알 수 있다(그림 9⑫). 하악 교합면의 양은 많지 않지만, 레진이 축성되어 있어도 상악과의 교합 접촉은 매우 안정된 것으로는 보이지 않는다(그림 9⑬, ⑭). 후구치삼각융기는 피개되어 있지 않다(그림 9⑮).

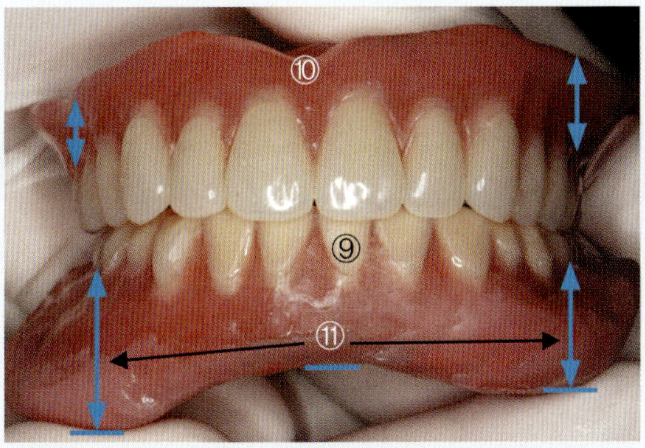

⑨ 하악 전치 순측이 크게 절삭되어 있음
⑩ 상악 구치부 상연과 인공치의 위치관계에 좌·우차가 있음
⑪ 하악 우측 구치부의 의치상이 좌측에 비해 아래에 있음

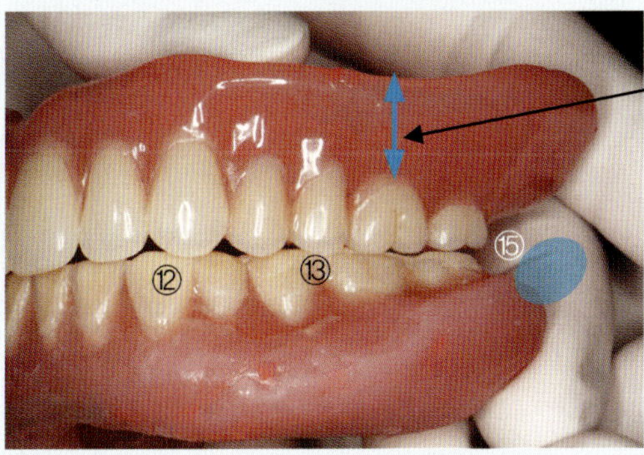

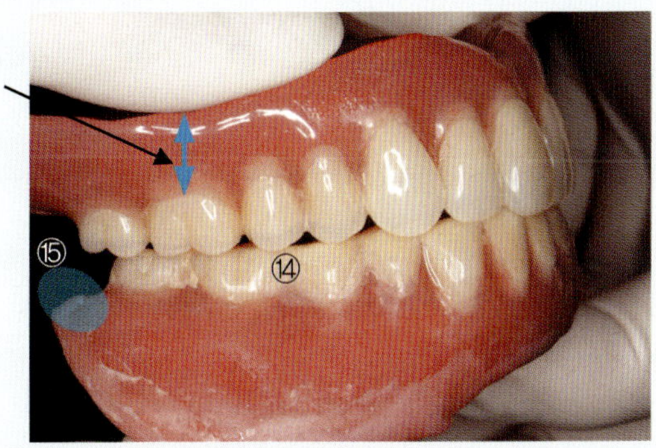

⑫ 하악 전치뿐만 아니라 소구치의 순측도 크게 절삭되어 있음
⑬ 하악 제2소구치~제2대구치부에 레진이 축성되어 있음
⑭ 구치부에서의 안정된 교합 접촉이 나타나지 않음
⑮ 후구치삼각융기부가 피개되어 있지 않음

그림 9. 현 의치, 교합 상태의 정면 및 좌·우 측면에서 얻을 수 있는 정보.

현 의치 해석: 얻을 수 있는 '단서'

이번 증례 사진에서 얻을 수 있는 정보는 앞서 다룬 증례보다 몇 가지 제한이 있다. 우선 구치부의 교합 접촉이 안정되지 않았기 때문에 의치끼리 교합시킨 상태가 옳다고는 할 수 없는 점, 다른 하나는 하악 치조제정 등의 형태를 파악하기 어려워 인공치의 배열 위치 판단이나 악간관계 추측이 곤란하다는 점이다. 그래도 현 의치에서는 도움이 되는 정보를 많이 얻을 수 있다.

1. 하악의 치조제 흡수가 뚜렷

우선 하악에는 전체적으로 조직 조정재가 이장되어 있는데 그 형태는 평평하여 치조제정에 해당하는 부위가 보이지 않는다. 또한 점막면이 안쪽으로 기울어져 있으며 전치부에 비해 (특히 우측) 치조제가 낮게 위치해 있으므로 치조제의 흡수가 상당히 진행되었다는 것을 알 수 있다.

2. 전방위에서의 습관성 교합위를 가질 가능성

구치부 교합면에 레진이 축성되어 있는 이유를 생각해 보자. 아마도 하악의 뚜렷한 치조제 흡수로 인해 교합상이 안정되기 어려워 교합채득이 정확하게 이루어지지 않았던 것 아닐까? 그리고 구치부의 교합 접촉을 수정하기 위해 즉시중합레진을 축성했을 가능성이 크다.

다만 그러한 수정을 하더라도 결국은 안정된 교합을 얻기 어려워 결과적으로 전방위를 취하게 되고, 전치부 접촉이 강하다고 느낀 치과의사가 전치부를 크게 절삭한 것 아닐까? 즉, 환자가 현 시점에서 전방위에서의 습관성 교합위를 가질 가능성을 생각할 수 있다.

3. 교합평면이 경사졌을 가능성

앞서 이야기한 것처럼 상악의 구치부 상연에 대해 특히 우측에서는 인공치가 위쪽에 있다. 반대로 하악은 우측의 치조제가 더욱 흡수되었으므로 우측 인공치는 위쪽에 있다.

일반적으로는 치조제의 경사에 따라 교합평면도 기울어지는 경우가 많지만, 본 증례에서는 반대다. 상악의 치조제 흡수의 좌·우차는 아마도 크지 않으리라고 생각되므로 어쩌면 교합평면의 우측이 높을 가능성도 있다. 어쨌든 주의가 필요하다.

본 증례에서 현 의치의 해석은……

① 하악의 치조제 흡수가 뚜렷함
② 전방위에서의 습관성 교합위가 있을 가능성
③ 교합평면이 기울어져 있을 가능성

그림 10. 본 증례의 현 의치에서 얻을 수 있는 새 의치의 단서.

새 의치 계획

그림 앞의 분석 결과에서 새 의치 제작 시 주의해야 할 포인트를 살펴보자(그림 10).

앞서 이야기한 것처럼 하악의 치조제가 상당히 흡수되어 있어 의치 외형의 라인 설정이 어려워져 개형 인상을 확실하게 채득하는 것이 우선 중요하다. 치조제가 안쪽으로 기울어져 있는 증례에서는 협붕(buccal shelf)의 설정이 어렵다. 시진으로 가동역 검사를 하여 점막 아래 뼈의 라인이 어디에 있는지 파악한 후에 지지 영역을 생각해야 한다.

정확한 교합채득을 위해서는 안정된 교합상이 필수적이지만, 본 증례의 경우에는 곤란하므로 처음부터 고딕 아치 이용을 고려한다(고딕 아치의 장점으로 놓치기 쉬운 것이 stylus를 하악 교합상의 중앙부에 붙임으로써 central bearing 효과로 하악 교합상이 안정되기 쉬워진다는 것이다).

그리고 마지막으로 교합평면을 결정할 때는 정면에서 볼 때 적어도 전치부는 얼굴과 수평이 되도록 설정한다는 것을 기억해 두는 것이 좋다.

CHAPTER 9

악위 설정을 매우 잘못한 증례

증례 개요

환　　자: 70대 남성

주　　소: "오랫동안 치과를 안 다녔지만 이제 슬슬 새로운 의치를 갖고 싶다."며 의치의 재제작을 희망해 내원하였다.

현재 병력: 현 의치를 약 7년 전에 제작한 것으로 기억하고 있다. 그 후 특별히 조정 없이 사용하고 있다(그림 1~7).

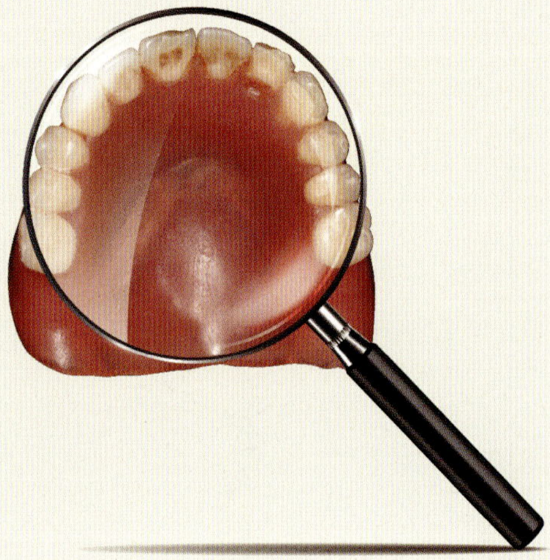

Memo

Check Details

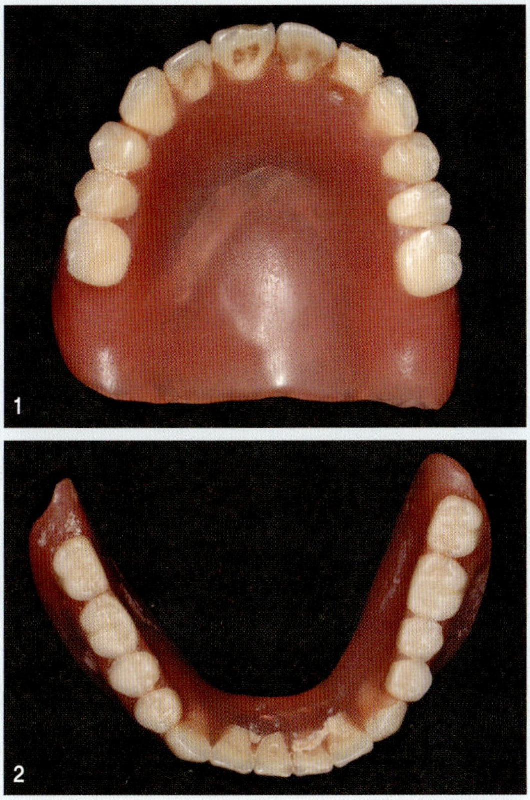

그림 1, 2. 현 의치, 교합면.

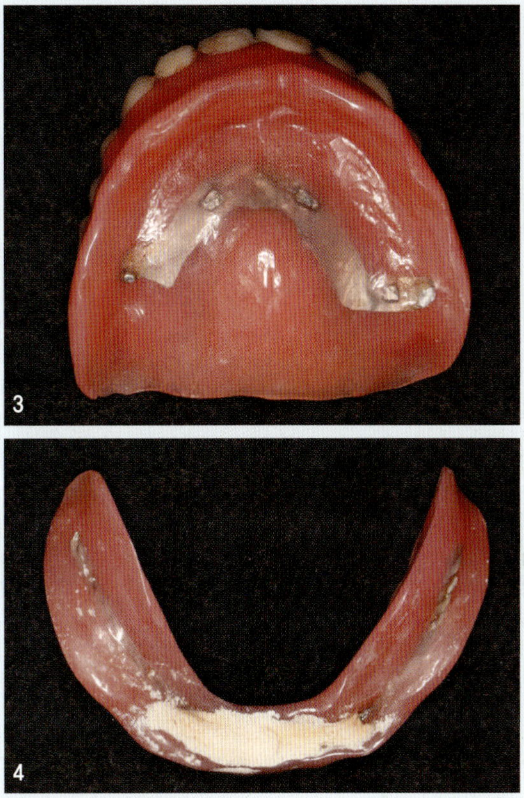

그림 3, 4. 현 의치, 점막면.

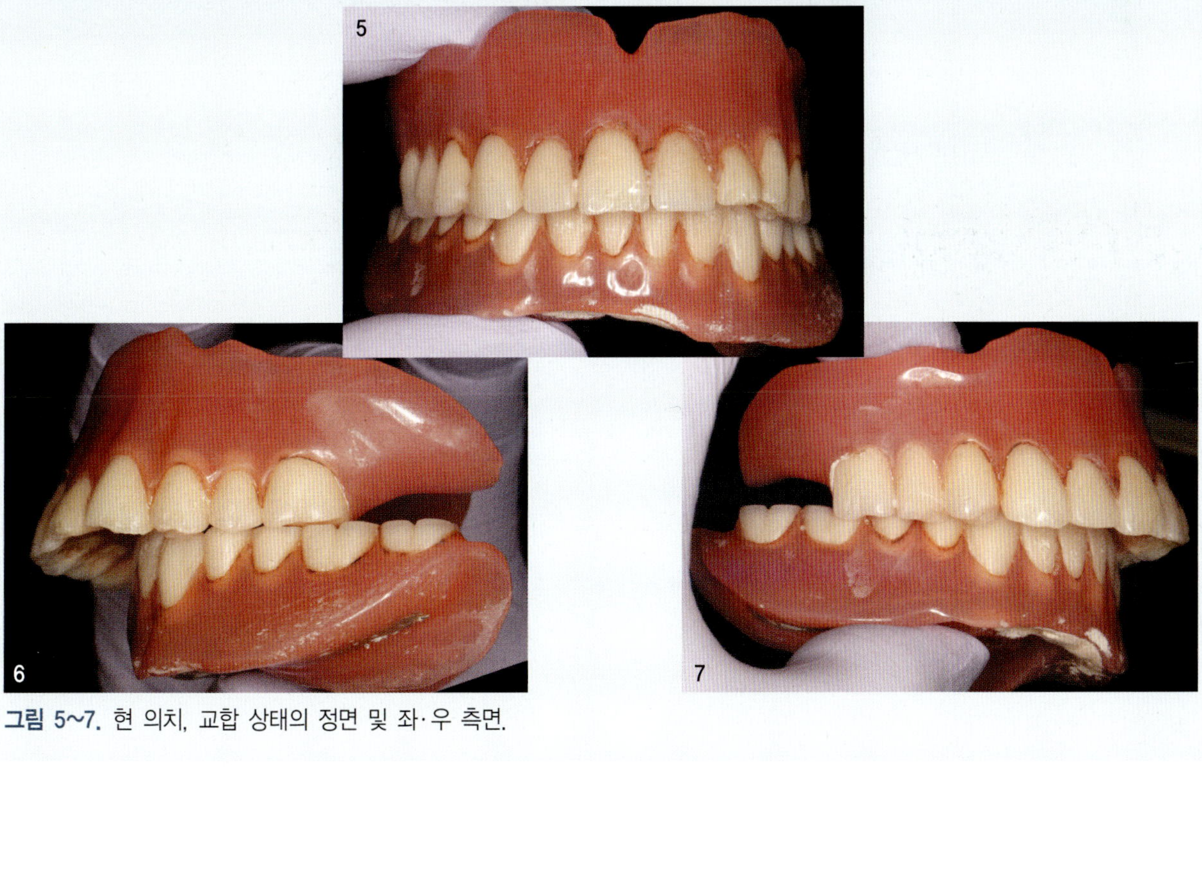

그림 5~7. 현 의치, 교합 상태의 정면 및 좌·우 측면.

현 의치 분석: 이해의 '열쇠'

독자 여러분은 현 의치 사진에서 어떤 정보를 얻을 수 있었는가? 그림 8, 9를 보면서 얻은 정보를 정리해 보자.

상악 의치를 보면 상악 우측 중절치, 상악 좌측 측절치·견치의 절단부에 파절(chipping)이 나타난다(그림 8①). 상악 구치 인공치는 뚜렷한 교모가 나타난다(그림 8②).

하악 인공치를 보면 양쪽 모두 설측이 평평하게 되어 있는 것으로 보아 아마 절삭된 것으로 생각된다(그림 8③). 그리고 상악과는 다른 형태의 인공치가 사용되는 것처럼 보인다(그림 8④). 하악 의치의 후연은 짧고 후구치삼각융기가 피개되지 않았으며 후연 직전까지 인공치가 배열되어 있다(그림 8⑤).

이어서 점막면을 보면 먼저 하악 전치부의 석회화된 치석이 많이 보인다(그림 8⑥). 또한 상악에는 주조된 폭이 넓은 보강 구조가 식립되어 있지만, 하악에는 와이어가 짜인 형태의 기성 보강선이 사용되

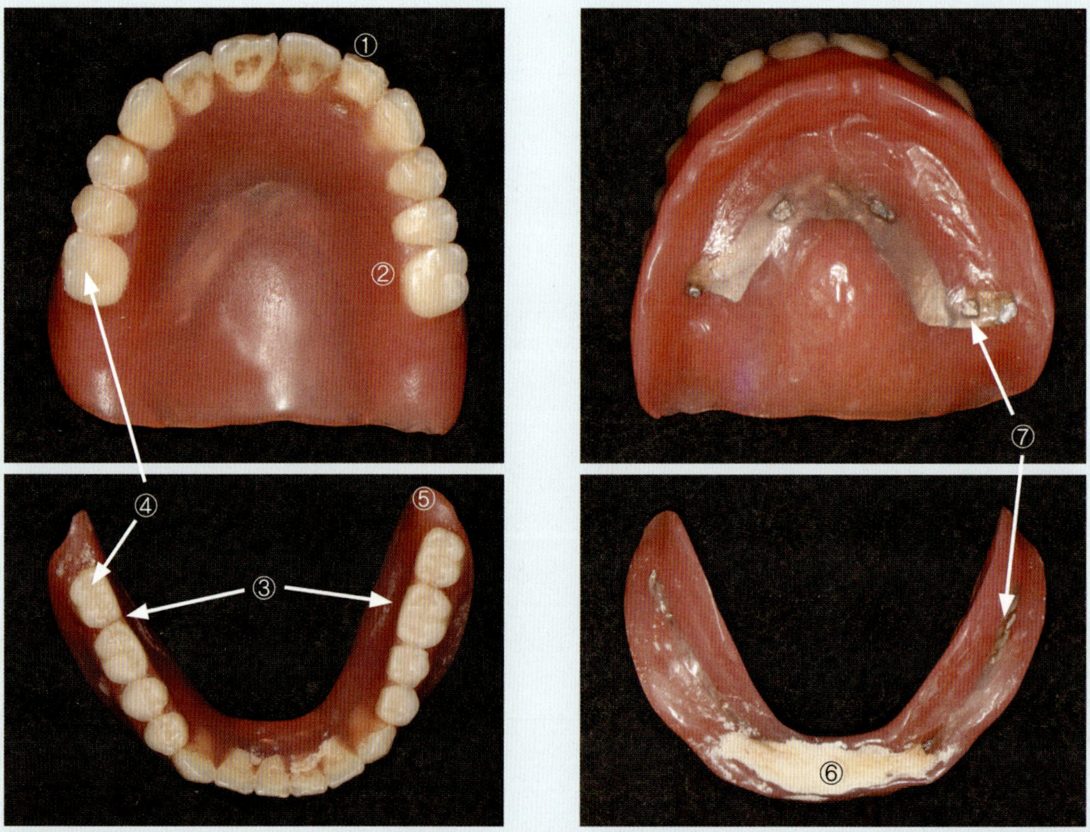

① 전치부 인공치의 파절
② 구치부의 교모
③ 구치부 인공치 설측면의 절삭
④ 상·하악에서 다른 인공치가 사용되어 있음
⑤ 후구치삼각융기는 완전히 피개할 수 없음
⑥ 전치부에 치석이 많이 부착되어 있음
⑦ 상·하악에서 다른 타입의 보강 구조가 식립되어 있음

그림 8. 현 의치의 교합면 및 점막면에서 얻을 수 있는 정보.

었다(그림 8⑦).

다음으로 의치를 교합시켜 앞에서 보자. 우선 눈에 띄는 것은 전치부의 위치관계 아닐까? 상·하악 의치의 정중이 어긋나 있으며(그림 9⑧) 상순소대에 비해 상악의 정중이 훨씬 좌측에 있다(그림 9⑨). 또한 인공치 치경부에 착색이 많이 나타나는 것 외에(그림 9⑩) 하악 제2대구치가 바깥쪽에 위치하여 교합하지 않고 있는 것으로 보인다(그림 9⑪).

마지막으로 교합 상태의 측면을 보면 매우 특수한 상황임을 알 수 있다. 우선 상악은 제2대구치가 배열되어 있지 않으므로 하악의 제2대구치가 교합되어 있지 않다(그림 9⑫). 하악 후연부의 형태를 보면 좌측은 후구치삼각융기를 절반 정도 피개하고 있는 것처럼 보이지만 그 바로 위에 제2대구치가 위치할 정도로, 인공치가 뒤쪽에 배열되어 있음을 알 수 있다(그림 9⑬). 또한 전치부의 오버젯이 훨씬 크며 하악이 크게 후퇴하고 있는 것처럼 보인다(그림 9⑭).

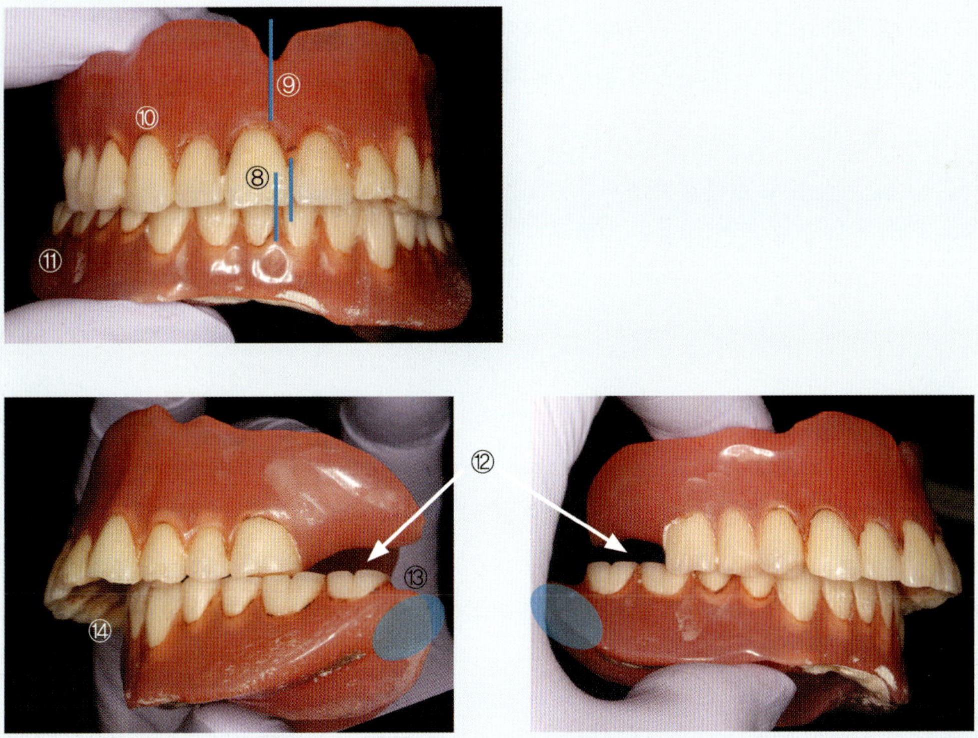

⑧ 상·하악 의치의 정중이 크게 어긋나 있음
⑨ 상순소대에 비해 상악 정중이 매우 좌측에 있음
⑩ 인공치 주위, 의치상 모두 오염 및 착색이 많음
⑪ 우측 제2대구치가 교합되지 않음
⑫ 상악 제2대구치가 배열되어 있지 않아 하악 제2대구치가 교합되어 있지 않음
⑬ 후구치삼각융기부의 직전~위까지 인공치가 배열되어 있음
⑭ 오버젯이 매우 큼

그림 9. 현 의치, 교합 상태의 정면 및 좌·우 측면에서 얻을 수 있는 정보.

현 의치 해석: 얻을 수 있는 '단서'

앞서 말한 분석 결과는 어떻게 해석할 수 있을까? 몇 가지 포인트로 나누어 해설한다(그림 10).

1. 악위의 설정이 매우 잘못되었을 가능성

아마 많은 독자 여러분은 측면을 보고 그 오버젯의 양에 놀라지 않았을까? 손가락으로 한 교합 위치 재현이 잘못된 것처럼 보일지도 모른다.

그러나 인공치가 교모된 위치관계에서 판단하면 사진과 같은 위치관계에서 교합·기능하고 있는 것으로 생각된다. 그리고 인공치의 수나 배열 위치, 특히 하악의 제2대구치가 후구치삼각융기 바로 위에 있는 점 등으로 볼 때 교합채득 시점에서는 좀 더 전방위에서 채득했을 것으로 추측된다. 하지만 실제로 사용하기 시작하면 설정된 악위보다 훨씬 뒤에서 교합·저작을 하고 있었던 것 아닐까?

2. 상·하악 의치의 조합이 달랐을 가능성

사용하고 있는 인공치의 종류나 식립되어 있는 보강 구조의 형태 등에 비춰 볼 때 상·하악 의치의 제작 시기가 다르다는 것은 쉽게 상상이 간다. 그럼 어느 쪽을 먼저 제작한 것일까? 아마 양쪽 모두 경질 레진 치아를 사용하고 있는 것 같은데 인공치의 교모는 상악이 더 진행된 것처럼 보이므로 상악 의치가 먼저 장착되어 있고, 그에 맞추어 하악 제작을 시작했지만 악위가 불안정하므로 무교두치를 사용했다는 가능성도 생각할 수 있다. 하지만 만약 그렇다면 상악에 배열되어 있지 않은 제2대구치를 일부러 후구치삼각융기의 바로 위까지 배열할까? 또한 상·하악 의치 치열궁의 형태와 오류가 일어난 오버젯의 양을 비교해 보면 하악을 단순히 앞쪽으로 비켜 놓아도 교합하지 않는 것으로 볼 수 있다.

위의 점으로 미루어 볼 때 어느 쪽을 먼저 만들고 그것에 맞춰 제작한 것이 아니라, 원래 따로 제작한 것을 환자가 자기 마음대로 조합해서 사용했을 가능성도 생각해 볼 수 있다.

3. 환자의 적응력이 높음

앞서 이야기한 것처럼, 설정된 교합위가 크게 잘못되었거나 상·하악 의치의 조합이 잘못된 것이 의심된다. 어쨌든 교합 접촉점이 매우 적어 양측성 평형 교합은 고사하고 좌·우측이 동시에 접촉조차 하지 않는 상태였을 것이라는 것은 쉽게 상상할 수 있다. 아마도 의치의 사용이 매우 어려웠을 것으로 생각된다.

그럼에도 불구하고 이 환자는 장기간 특별히 큰 불만을 호소하지 않고 현 의치를 사용한 것을 보면, 환자는 의치를 다루는 능력과 적응력이 매우 높다는 것을 의미한다고 볼 수 있다.

단, 그 적응력이 높다는 것은 적어도 현 의치를 제작한 시점에서의 상태이며, 연령 증가와 함께 저하하고 있을 가능성도 있다는 것을 기억해야 한다.

본 증례에서 현 의치의 해석은……

① 악위의 설정이 상당히 잘못되었을 가능성
② 상·하악 의치의 조합이 다를 가능성
③ 환자의 적응력이 높음
④ 환자가 자신의 구강 내에 별로 관심이 없을 가능성

그림 10. 본 증례의 현 의치에서 얻을 수 있는 새 의치의 단서.

4. 환자가 자신의 구강 내에 별로 관심이 없을 가능성

의치에 부착되어 있는 치석이나 착색을 보면 의치의 청소가 제대로 이루어지지 않은 것을 엿볼 수 있다. 앞서 말했듯이 환자는 의치를 다루는 능력이나 적응력이 높은 것과 동시에, 의치에 대해서 크게 관심이 없는 것 아닐까? 환자는 유치악 시절부터 구강 내에 관심이 없었고, 그 결과 젊은 나이에 무치악이 되었다고도 생각할 수 있다.

이러한 환자들은 아마도 '현재의 의치는 확실히 조금 씹기 힘들어지긴 했지만, 의치 때문에 고생한 적은 별로 없다'고 생각하고 있을 가능성이 크다. 즉, 의치를 제작한 지 오래되었기 때문에 의치 장착 직후의 통증이나 조정의 필요성 같은 것도 기억하지 못한다고 생각한다. 이러한 경우에 흔히 있는 트러블로서, 새 의치를 장착했을 때 '이전의 의치에서는 한 번도 고생한 적이 없었는데 왜 새로운 의치는 이렇게 아픈 거야?'라며 불만을 가질 가능성도 있다.

새 의치 계획

본 증례는 두 가지 큰 가능성을 고려하여 대응해야 한다.

하나는 현 의치 제작 시 교합채득이 매우 잘못되었을 가능성인데, 이 경우에는 새 의치 제작 시에 얼마나 정확하게 교합채득을 할지가 가장 중요한 포인트가 된다. 또 하나는 상·하악 의치의 조합이 잘못되어 있을 가능성이다. 그 경우에는 환자에 대해 조합이 잘못되지 않도록 하려는 연구 및 상·하악의 조합이 잘못되어 있으면 충분히 기능을 발휘하지 못할 가능성에 대한 지도 등이 중요해진다. 어쨌든 분명 교합이 이상하게 조합된 상태로 장기간 사용했다는 환자의 높은 적응력을 생각하면 환자가 만족하는 의치를 제작하는 것은 그리 어렵지 않을지도 모른다.

다만 의치의 청소 상태가 매우 좋지 않은 점이나 리콜에 응하지 않은 점에 대해서는 환자에게 적절한 설명·지도가 필요하다는 것도 기억해 두도록 한다.

CHAPTER 10

혀에 어떠한 장애가 있었을 거라고 추측되는 증례

증례 개요

이번에는 되도록 최소한의 정보, 즉 의치의 교합면 및 점막면의 사진만으로 얻은 정보가 새 의치 계획에 어느 정도 도움이 되는지에 대해서 고찰하려고 한다(그림 1~4).

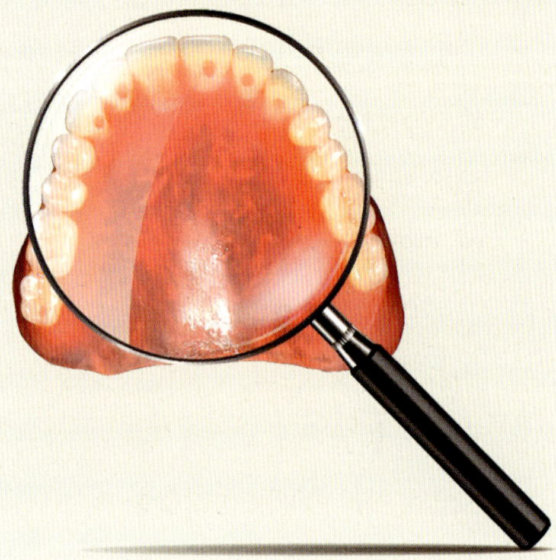

환 자: ?
주 소: ?
현재 병력: ?

Memo

Check Details

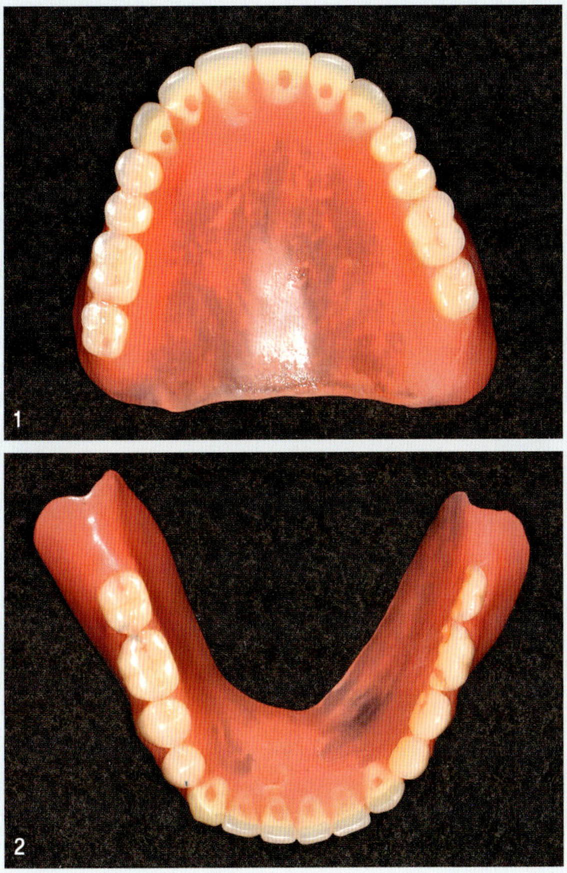

그림 1, 2. 현 의치, 상·하악 교합면.

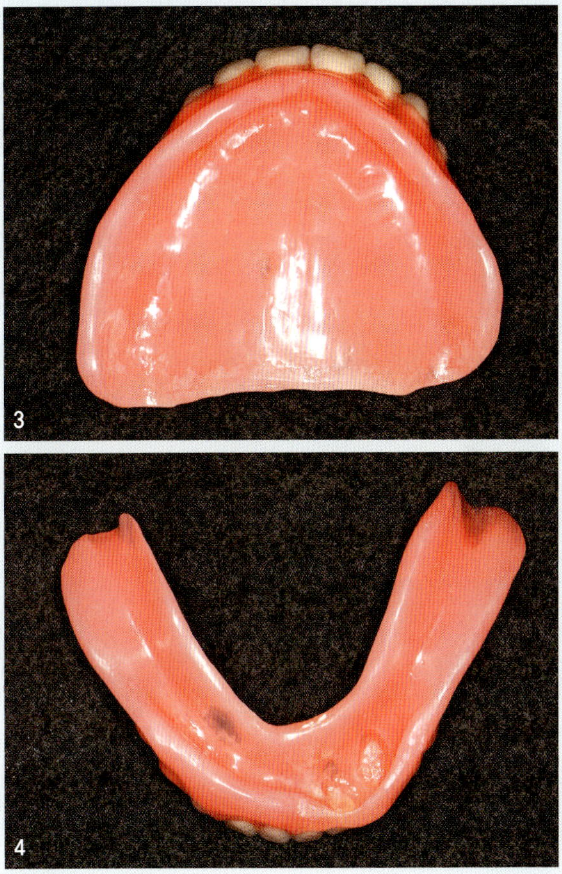

그림 3, 4. 현 의치, 상·하악 점막면.

현 의치 분석: 이해의 '열쇠'

독자 여러분은 문진 사항도 없는 상태에서, 현 의치의 단 2장의 사진에서 어떤 정보를 얻을 수 있을까? 그림 5, 6을 보면서 얻은 정보를 정리해 보자.

상악 의치를 보면 우선 상악 우측 중절치의 치경부에 파절을 수리한 흔적이 보인다(그림 5①). 잘 보면 다른 전치처럼 유지공(retention hole)이 있는데(그림 5②), 이것을 보면 이탈한 인공치를 다시 넣었다는 것을 알 수 있다. 하악에도 수리한 흔적이 보이는데 의치상의 중앙 부근에 보이므로 인공치 이탈은 아닌 것 같다(그림 5③).

하악 좌측 구치부를 보면 설측이 절삭되어 있는데, 그 절삭량은 꽤 커 설측교두가 완전히 상실되어 있다(그림 5④).

그 밖에도 하악 의치 후연을 보면 그 형태에서 후구치삼각융기는 전연 정도의 피개에 그치고 있는 것(그림 5⑤)과 하악 의치상의 일부가 비칠 정도로 얇은 상태인 것(그림 5⑥)을 알 수 있다.

Let's Analyse

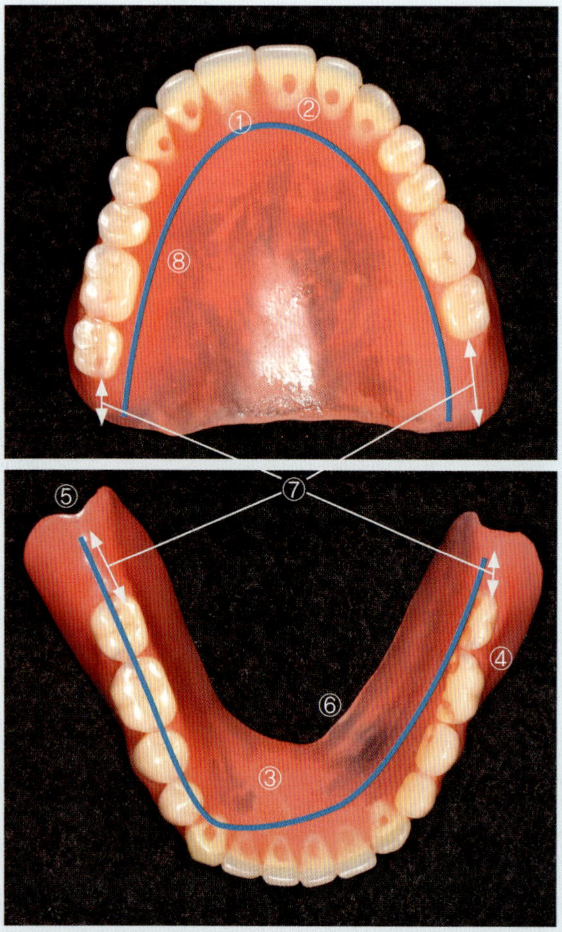

① 상악 전치부 인공치의 수리 흔적
② 상·하 전치 인공치에 유지공이 있음
③ 하악 전치부 의치상의 수리 흔적
④ 하악 좌측 인공치 설측의 절삭
⑤ 후구치삼각융기는 완전히는 피개되어 있지 않음
⑥ 하악 좌측 의치상의 얇은 상태
⑦ 구치 인공치 배열 위치의 좌·우차
⑧ 상악 구치가 치조정보다 바깥쪽에 있음

그림 5. 현 의치의 교합면에서 얻을 수 있는 정보.

인공치의 배열 위치를 보면 상악에서는 우측에 비해 좌측이 앞쪽에, 하악에서는 좌측에 비해 우측이 앞쪽에 배열되어 있다(그림 5⑦). 상악에서는 전체적으로 치조정에서 바깥으로 배열된 것처럼 보인다(그림 5⑧).

이어서 점막면을 보자. 먼저, 상악에서는 특별히 특징적인 소견은 없지만 후연의 라인과 구개봉선, 절치유두, 상순소대를 잇는 라인과의 각도를 보면 정중이 약간 우측으로 편위하고 있는 것으로도 보인다(그림 6⑨). 하악에서는 설측 정중 부근에 파절선이 보인다(그림 6⑩). 또한 하악 좌측 측절치, 견치부에는 근면판(잔근)이 존재하는 것을 가늠케 하는 움푹한 패임이 나타난다(그림 6⑪).

현 의치 해석: 얻을 수 있는 '단서'

앞서 말한 것 같은 분석 결과는 어떻게 해석할 수 있을까? 몇 가지 포인트로 나누어 해설해 보자.

Let's Analyse

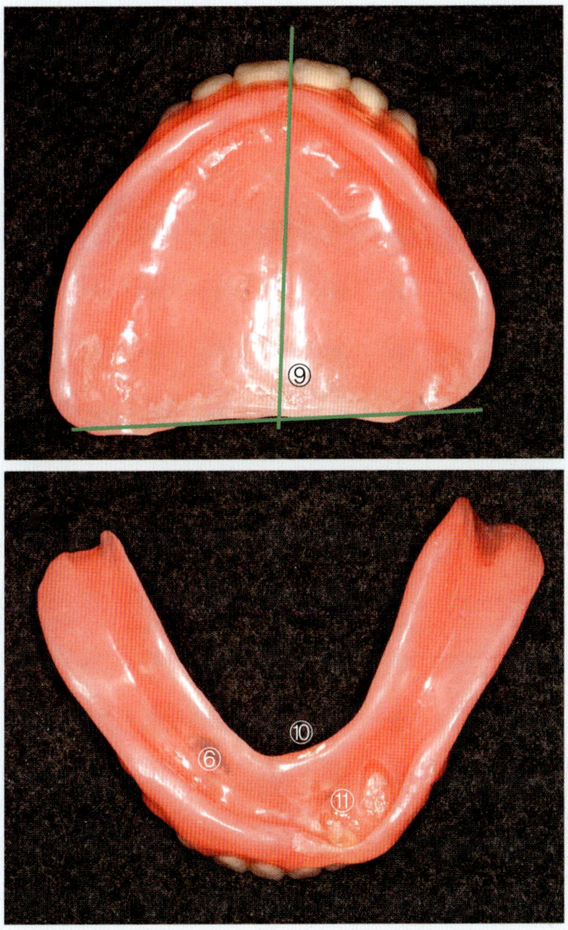

⑨ 상악에서 정중이 약간 우측으로 편위하고 있음
⑩ 하악 설측 의치상에 파절선
⑪ 하악 좌측 측절치, 견치부에 잔근이 나타남

그림 6. 현 의치, 점막면에서 얻을 수 있는 정보.

1. 혀의 좌측에 어떤 문제가 있을 가능성

하악 좌측의 인공치가 크게 절삭되어 있는 이유에 대해 고찰해 보자.

인공치를 절삭하는 경우의 일반적인 이유 중 많은 것이 혀 깨물기(tongue bite)나 볼 씹기(cheek bite)일 것이다. 이 경우는 오버젯을 늘리듯이 절삭해야 하지만, 본 증례에서는 반대로 오버젯을 줄이는 방향으로 절삭되어 있다. 즉, 절삭 이유는 혀 깨물기의 개선은 아니라고 생각된다. 그리고 앞서 이야기한 것처럼 의치상 부분도 속이 비칠 정도로 얇게 깎여 있는 것으로 보아 혀 깨물기로 보기 어렵다. 우측은 거의 절삭이 이루어지지 않은 것으로 보아 좌측에만 문제가 있었던 것으로 추측된다. 그중 하나의 가능성으로서 혀 좌측의 지각이상이나 통증성 병변을 들 수 있으며, 좌측 촉각이 예민하므로 좌측이 혀에 닿지 않도록 크게 절삭했다고 생각하면 앞뒤가 맞는다. 어쨌든 혀 좌측에 어떤 이상이 일어났을 가능성이 크다.

또한 인공치의 협설적 배열 위치의 좌·우차는 크지 않으므로 이러한 이상은 의치 제작 전이 아니라 현 의치 사용 중에 발생한 것은 아닐까?

2. 하악의 우측 편위 또는 교합채득의 실수

의치 후연과 구치부 인공치 원심단의 거리는 좌·우차가 큰데, 그 거리의 크기가 상·하악에서 반대로 되어 있다는 점에 주목하라. 좌측에 대해 설명하면, 먼저 상악의 좌측은 우측보다 앞쪽에 배열되어 있음에도 불구하고 좌측 구치는 후구치삼각융기 직전까지 뒤쪽에 가까이 있다. 즉, 하악은 좌측이 우측보다 앞에 있으며, 다시 말해 우측으로 편위하고 있다고 할 수 있다.

단, 여기서 한 가지 궁금한 것이 하악 우측의 잔근이다.

일반적으로 잘 알려진 것이지만, 부분 결손 환자는 의식적으로 잔존치가 있는 부분으로 저작을 하려는 경향이 있다. 잔근이 되어도 그 경향이 계속되는 환자가 적지 않다. 즉, 본 증례에서는 하악 우측의 전치부로 저작을 시도하려고 습관적으로 우측으로 약간 편위시킨 상태에서 태핑(tapping)을 했을 가능성이 있으며, 술자가 자기도 모르는 사이에 이 부위에서 교합채득을 했다는 것도 생각할 수 있다.

3. 근면판부의 심한 접촉과 점막면의 부적합으로 하악 의치가 파절

앞서 이야기한 것처럼 하악 정중부에 파절선이 나타난다. 다행히 아직 완전한 파절은 발생하지 않았지만 그 원인을 제거하지 않는다면 그것도 시간문제라고 생각된다.

많은 독자들이 눈치챘겠지만, 파절선이 생긴 이유로는 근면판의 존재와 점막면의 부적합을 생각할 수 있다. 특히 주목해 주었으면 하는 것이 근면판 주위의 점막면이다. 잘 보면 근면판부의 치은 변연부까지 뾰족하게 레진이 스며 있는 것과 함께, 근면판 윗면에 접촉되어 있는 부분에 광택이 나타난다. 이것은 근면판에 강하게 접촉했다는 것을 나타내고 있어, 이 부위가 받침점이 되어 의치가 파절되기 쉬운 상황이 생겼음을 알 수 있다(그림 7).

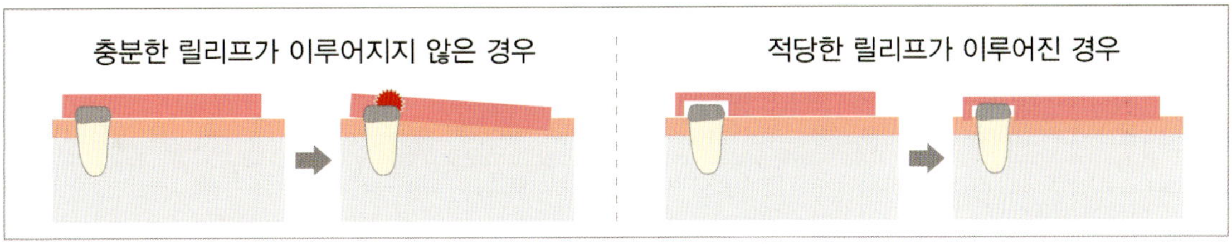

그림 7. 좌측: 근면판 주위에 충분한 릴리프가 이루어지지 않은 경우, 근면판을 중심으로 회전력이 과대해지기 쉬우며 의치상에 대한 부담도 커진다. 우측: 근면판 주위에 충분한 릴리프가 이루어졌으면(이상적으로는 기능력이 더해져) 의치가 침하했을 때 접촉함으로써 지지력으로서 도움이 된다.

본 증례에서 현 의치의 해석은……

① 혀의 좌측에 어떠한 문제가 있을 가능성
② 하악의 우측 편위 또는 교합채득의 실수
③ 근면판부의 심한 접촉과 점막면의 부적합으로 인한 하악 의치의 파절

그림 8. 본 증례의 현 의치에서 얻을 수 있는 새 의치의 단서.

새 의치 계획

본 증례에서 새 의치를 제작할 때의 포인트를 아래에 제시하겠다(그림 8).

우선 혀의 문제점에 대해서 이 질환의 치료나 경과를 파악하는 것이 중요하며, 만약 개선되지 않으면 처음부터 좌측에서 배열 위치를 바깥쪽에 가깝게 하거나 의치상의 형태를 조정하는 등 제작 시부터 배려할 필요가 있다.

이어서 하악의 우측 편위가 생겼는지, 아니면 단순한 교합채득 실수로 인한 것인지에 대한 검토가 필요하다. 만약 실제로 하악의 편위가 생겼다면 인공치의 배열 개수나 위치에 관하여 좀 더 검토해도 좋다. 예를 들어, 좌측에서 하악 의치의 안정을 우선시한다면 소구치 1개를 배열하지 말고 앞쪽에 가깝게 해 두는 방안에 대해서도 생각할 수 있다.

하악 의치가 잘 파절되는 것에 대해서도 생각해 보아야 한다. 오버덴처 증례에서는 잔근 주위의 의치상이 얇아지므로 이 부위의 강도가 저하된다. 따라서 근면판 주위를 피개하는 형태로 보강 구조를 식립하여 강도를 향상시킬 필요가 있다.

또한 근면판과 의치상의 접촉에 대해서도 조정이 필요하다. 확실히 근면판의 장점 중에는 의치를 지지하는 것과 교합 시의 감각을 얻는 것 등이 포함되어 있다. 그러나 본 증례에서는 하악 전치부에서의 지지력은 거기까지 기대할 수 없는 것과, 이번처럼 이 부위가 받침점이 되어 파절되기 쉬워진다는 단점에 비추어 볼 때 릴리프를 시행해 두는 것이 좋지 않을까? 물론 조정은 어렵지만 기능 시의 힘이 가해져 침하가 생겼을 때만 접촉하도록 조정해 두는 것이 가장 이상적일 것이다.

CHAPTER 11

상·하악 크기에 차이가 나타나는 증례

증례 개요

환 자: 70대 여성
주 소: 큰 불만은 없지만 의치의 재제작을 희망하며 내원
현재 병력: 현 의치를 제작 후 5년 정도 사용했다. 위·아래 의치 모두 처음 제작했을 때부터 잘 빠졌지만 '틀니는 다 이런 건가?'라고 체념하고 있었다(그림 1~8).

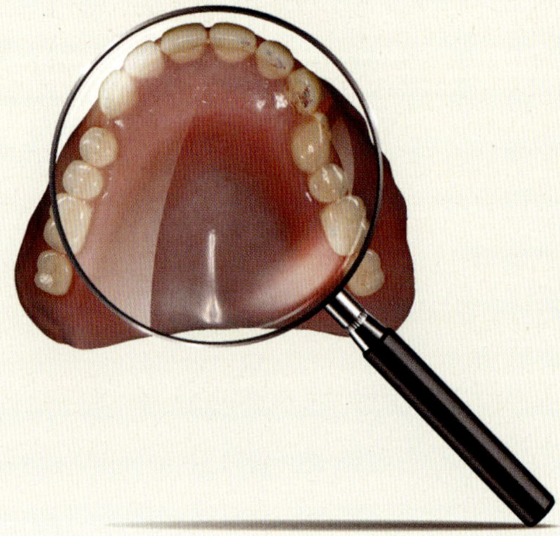

Memo

Check Details

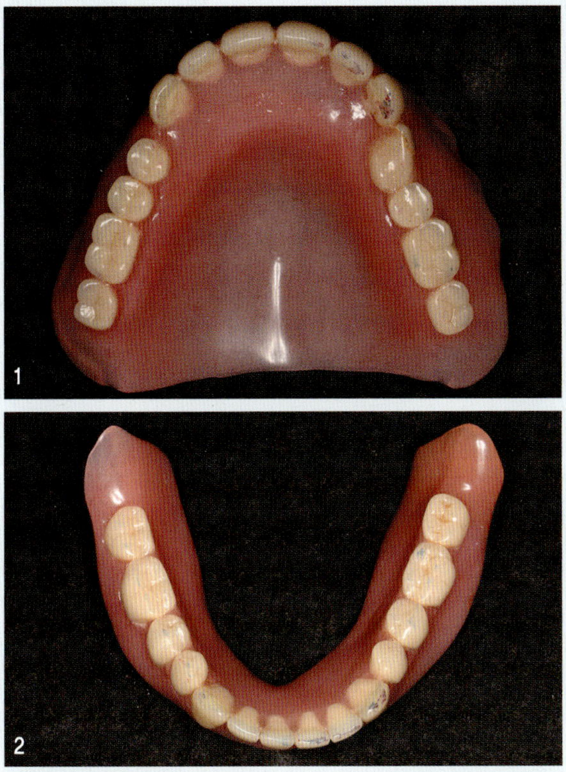

그림 1, 2. 현 의치, 교합면.

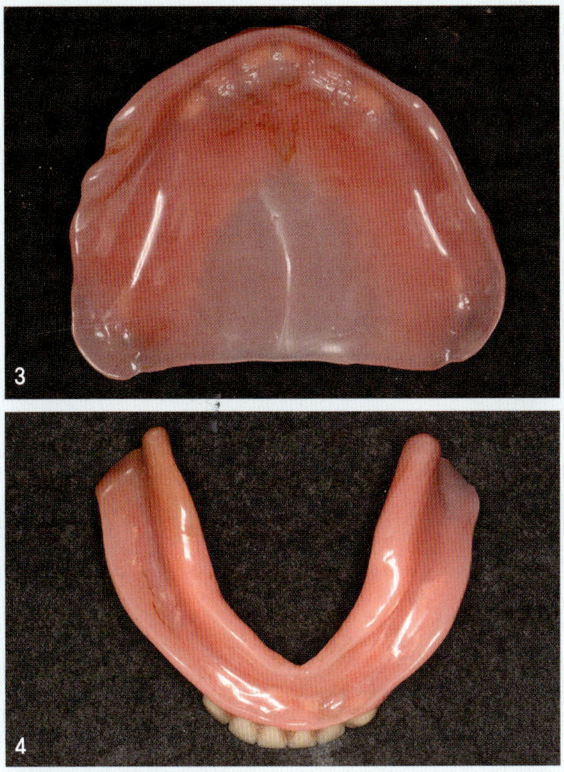

그림 3, 4. 현 의치, 점막면.

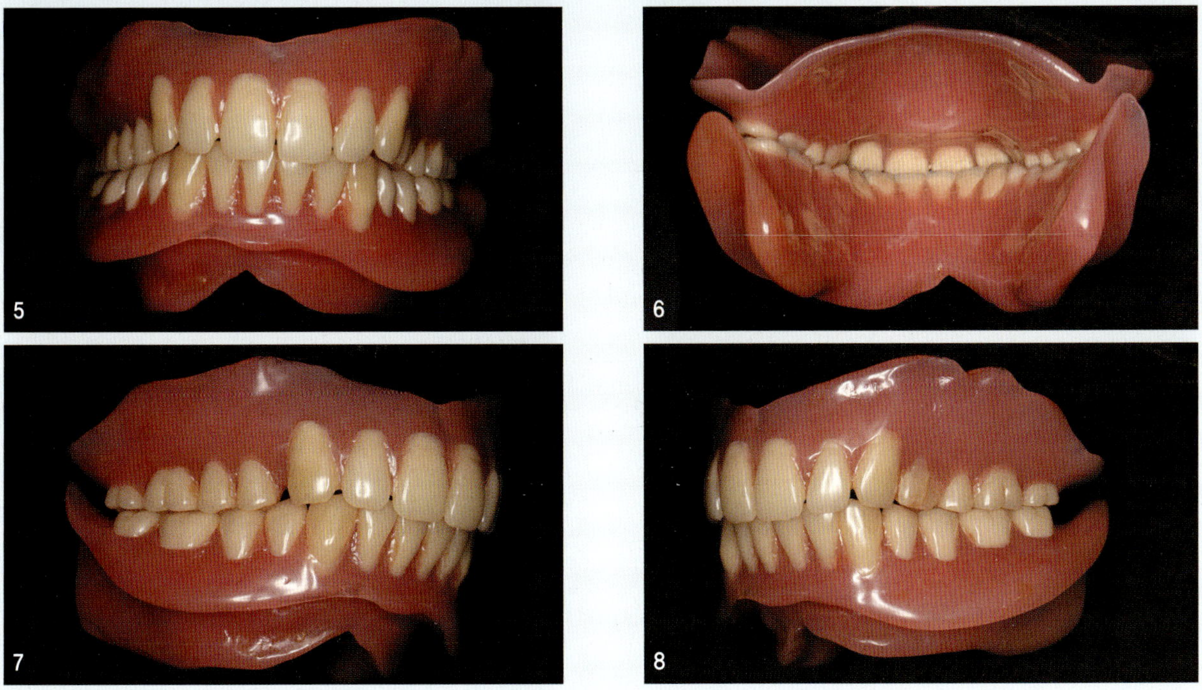

그림 5~8. 현 의치, 교합 상태의 정면, 후면, 좌·우 측면.

현 의치 분석: 이해의 '열쇠'

이번에는 현 의치 분석에 필요하다고 생각되는 사진들이 대체로 갖추어져 있는데, 어떤 정보를 얻을 수 있었는가? 그림 9~11을 보면서 얻은 정보를 정리해 보자.

상악 의치를 보면 상악 좌측 제1소구치 협측에 레진이 덧붙여져 있으며(그림 9①), 이것은 구치부의 배열 위치에 좌·우차가 큰(그림 9②) 것에 기인하고 있다는 것은 쉽게 짐작할 수 있다. 점막면의 형태로 추측한 치조정 라인을 보면, 인공치 배열은 대체로 치조정에 배열되어 있다(그림 9③). 단, 의치상의 외형 라인으로부터 예상되는 정중 라인과 직교하는 수평 라인을 보면 구치부의 배열 위치는 상악에 비해 하악에서 좌·우차가 나타난다. 정중도 좌측으로 편위하고 있으므로 인공치열이 전체적으로 좌측으로 회전하는 듯한 상태다(그림 9④, ⑤).

이어서 점막면을 보자. 상악 전치부의 의치상은 매우 얇으며 인공치도 희미하게 비쳐 보인다(그림 9⑥). 상악의 협측 상연은 좌·우차가 큰 것으로 보인다(그림 9⑦). 하악의 상연은 비교적 넓은 면적이 확보되

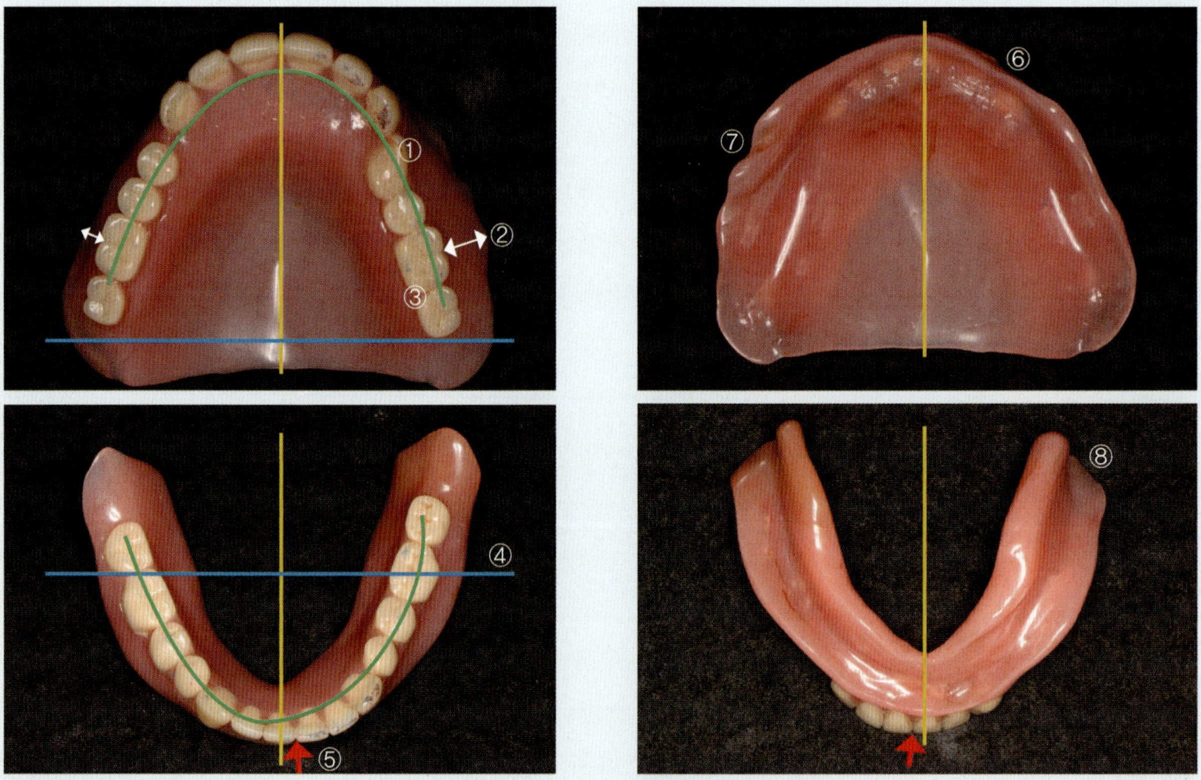

① 상악 좌측 제1소구치 협측(근심측?)의 레진 덧붙임
② 좌·우 구치부 배열 위치와 상연의 거리 차이
③ 구치부는 대체로 치조정 위에 배열되어 있음
④ 하악 구치부 배열 위치의 좌·우차
⑤ 하악 전치 정중이 해부학적 정중보다 좌측에 가까이 있을 가능성
⑥ 상악 좌측 전치부에서 특히 상연이 얇음
⑦ 우측보다 좌측의 상연이 길고 두꺼움
⑧ 후구치삼각융기는 대체로 피개되어 있음

그림 9. 현 의치의 교합면 및 점막면에서 얻을 수 있는 정보.

어 있으며 후구치삼각융기도 피개되어 있는 것 같다(그림 9⑧).

의치를 교합시킨 상태에서 정면에서 보면 상·하악 의치의 인공치아 정중은 거의 일치하고 있다(그림 9⑨). 상악 인공치가 매우 길어 보이는데 그것은 협측의 레진이 얇아 치근부가 비쳐 보이기 때문이라고 생각된다. 상악 전치 치경부의 의치상은 꽤 얇으며(그림 10⑩), 양쪽에서 견치-제1소구치의 배열 위치에 큰 차이가 있다(그림 10⑪). 또한 상순소대와 상악 인공치의 정중은 크게 어긋나 있지는 않지만(그림 10⑫), 상순소대와 설소대는 어긋남이 크다. 설소대와 비교하면 하악 전치 정중은 좌측에 가까이 있다(그림 10⑬).

이어서 교합시킨 상태의 좌·우 측면을 보자. 상악 전치의 치축이 약간 안쪽으로 기울어져 있다(그림 10⑭). 상·하악 의치 후연의 라인은 거의 일치하고 있다(그림 10⑮). 그 밖에도 하악의 설측 상연은 충분한 길이를 가지고 있는 것이나(그림 10⑯) 상악 결절부의 상연이 확실히 짧아져 있는 것으로 보아 결절을 모두 피개할 수 없는 상태임을 알 수 있다(그림 10⑰).

마지막으로 뒤쪽에서 보자. 하악 의치 설측 후연이 매우 두툼한 것이 마음에 걸리는데(그림 11⑱), 인공치의 감합 상태나 후연부에 좌·우차는 적다(그림 11⑲).

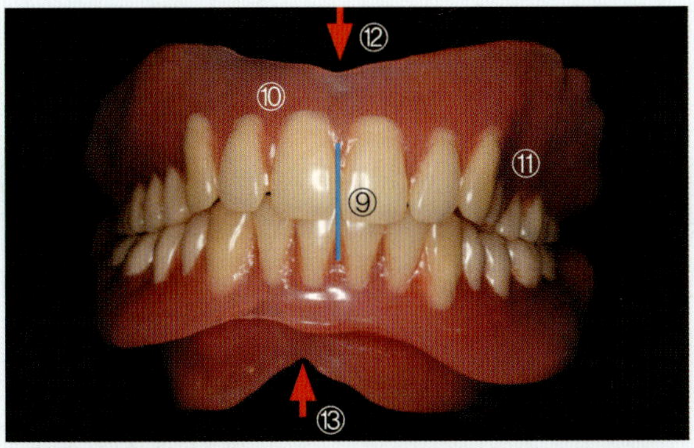

⑨ 상·하악 의치 인공치의 정중은 대체로 일치하고 있음
⑩ 상악 전치 치경부의 의치상은 매우 얇음
⑪ 견치-제1소구치의 배열 위치에 큰 차이가 있음
⑫ 상순소대와 상악 전치 정중의 위치에는 큰 차이가 없음
⑬ 설소대와 비교하여 하악 전치 정중은 좌측에 가까이 있음

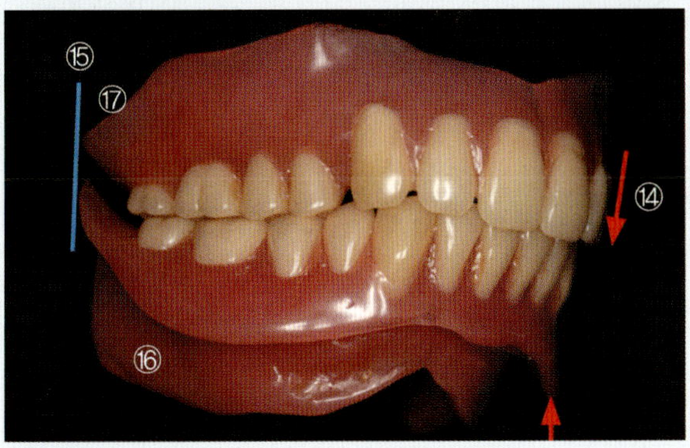

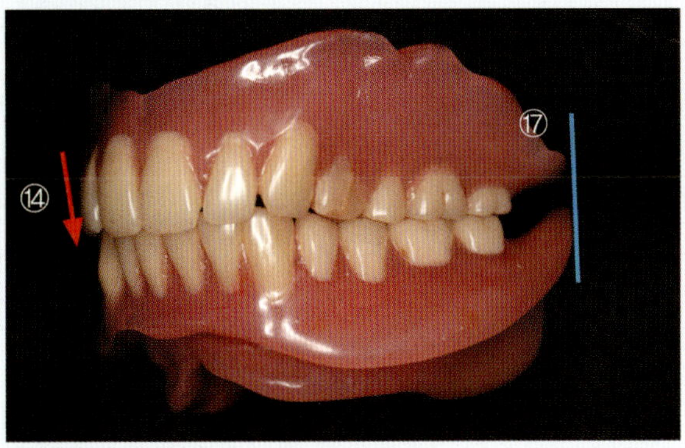

⑭ 상악 전치 치축이 안쪽으로 기울어져 있음
⑮ 상·하악에서 후연의 위치는 대체로 일치하고 있음

⑯ 하악 설측 상연의 길이는 충분함
⑰ 상악 결절을 다 덮지 않을 가능성

그림 10. 현 의치, 교합 상태의 정면 및 좌·우 측면에서 얻을 수 있는 정보.

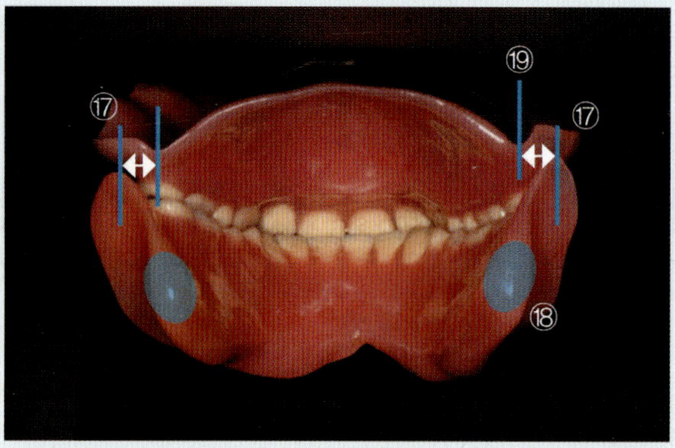

Let's Analyse

⑱ 하악 설측 후연이 두꺼움
⑲ 상·하 의치 후연부의 좌·우차는 적음

그림 11. 현 의치, 교합 상태의 후방면에서 얻을 수 있는 정보.

현 의치 해석: 얻을 수 있는 '단서'

이러한 분석 결과는 어떻게 해석할 수 있을까? 몇 가지 포인트로 나누어 해설해 보자(그림 12).

1. 하악의 우측 편위

앞서 이야기한 것처럼 인공치의 정중이 좌측에 가까이 있다는 점, 설소대가 상순소대보다 훨씬 우측에 가까이 있는 점 등으로 보아 하악이 우측으로 편위되어 있는 것이 의심된다.

만일 교합채득의 단순한 실수로 우측에 가까이 있는 상태에서 교합채득되어 있다고 하면, 5년이나 사용하기는 어려웠을 것이라고 생각되며, 또한 인공치 교모에 좌·우차가 생겼을 것이라고 생각되므로 본 증례에서는 하악 자체가 약간 우측으로 편위하고 있는 것이 의심된다.

2. 상악에 비해 하악이 작을 가능성

본 증례에서 특징적인 것은 상악 전치의 외관이다. 우선 순측의 의치상이 매우 얇고 치축이 기울어져 있으므로 입술 지지를 최대한 줄이려고 한 의도가 느껴진다. 다만, 하악 전치의 경사는 비교적 평균적

본 증례에서 현 의치의 해석은……

① 하악의 우측 편위
② 상악에 비해 하악이 작을 가능성
③ 상·하악 의치의 유지가 부족했을 가능성

그림 12. 본 증례의 현 의치에서 얻을 수 있는 새 의치의 단서.

이라는 점에서 Class Ⅱ 악간관계가 의심된다. 하지만 그것을 부정하는 정보로서, 후연의 위치가 상·하악에서 일치하고 있는 점이나 상·하악의 인공치와 의치상 전체의 균형을 보면 상악은 견치-제1소구치 사이가 벌어져 있어 평균적인 배열 위치이지만 하악은 후구치삼각융기 직전까지 배열되어 있다.

위의 점에서 Class Ⅱ 경향의 악간관계라기보다는 상·하악 크기의 차이, 특히 하악의 전·후경이 상악에 비해 작은 것을 생각할 수 있다. 또는 상악이 크며 그 때문에 전치부의 의치상을 전체적으로 얇게 할 수밖에 없었다거나 상악 결절을 피개하지 못했을 가능성도 있다.

3. 상·하악 의치의 유지가 부족했을 가능성

환자의 문진에서도 생각할 수 있듯이 상·하악 의치 모두 유지력에 대해 만족을 얻을 수 없었던 것 같다. 물론, 사용 시간 경과에 따라 치조제 흡수가 있었던 것은 생각할 수 있지만, 그 이전에 현 의치만 보고도 깨달은 점이 몇 가지 있다.

우선 상악은 앞서 이야기한 것처럼 상악 결절의 피개가 약해 이 부위의 변연 봉쇄가 무너지기 쉬운 것, 협소대부의 좌·우차가 큰 것으로 보아 우측 변연이 짧고 변연 봉쇄가 부족하거나 또는 좌측 협소대부 변연이 길어 입을 크게 벌릴 때 눌려서 의치의 이탈로 이어질 가능성도 있다.

그리고 하악에서는 술자가 유지를 위해 후구치삼각융기를 피개하거나 설측 상연을 연장하려고 노력한 것을 느낄 수 있다. 후구치삼각융기의 피개나 설측 상연의 적당한 연장은 물론, 하악 의치의 변연 봉쇄에 중요하지만, 본 증례에서 마음에 걸리는 것은 설측 후연의 두께이다. 이 부위가 너무 두꺼우면 설측 후방면과 하악 설측 점막에 거리가 생기므로 이 부위의 변연 봉쇄가 어려워진다. 그 때문에 하악의 유지가 충분하지 못했을 가능성을 생각할 수 있다.

새 의치 계획

본 증례에서 새 의치를 제작할 때의 포인트를 아래에 들어 본다.

우선 하악이 우측으로 편위되어 있는지에 대해 다시 한번 정밀검사가 필요하다는 것을 기억해 두기 바란다. 이어서 실제로 편위가 보이면 인공치의 가장 적당한 배열 위치를 모색하는 것이 중요한데, 현 의치도 비교적 치조정 위에 배열되어 있으므로 크게 바꿀 필요는 없을지도 모른다. 다만 인공치열의 정중과 안면의 정중에 관해서는 주의가 필요하다.

하악이 상악에 비해 작다는 문제점도 있지만, 하악 의치의 기능 시 안정을 생각한 경우에는 후구치삼각융기 직전까지 배열하는 것은 되도록 피해야 한다. 따라서 인공치를 작은 크기로 변경하거나 구치부 인접면을 트리밍 하는 등 유효한 지지 영역 위에 배열할 수 있도록 연구하는 것이 좋다.

그 밖에도 유지력을 향상시키기 위해 상악 결절은 최대한 피개할 수 있도록 하고, 협측 소대부의 세심한 변연 형성에 주의하기 바란다. 하악에서는 길이 문제가 없지만 후연부의 두께는 최대한 얇게 마무리하는 것이 유지에 효과적일 것이다.

CHAPTER 12

현 의치와 옛 의치 두 가지를 사용하고 있는 증례

증례 개요

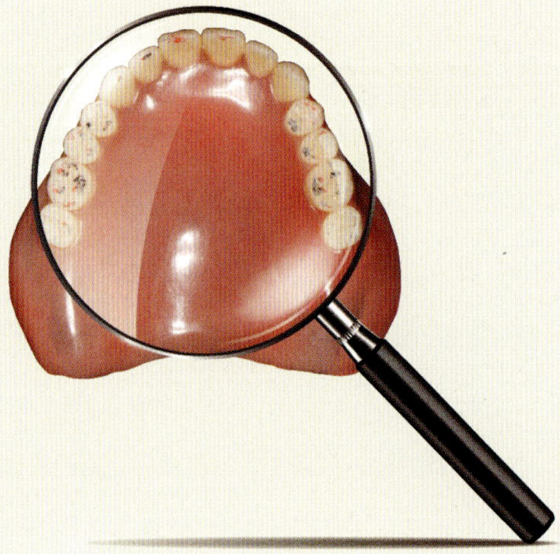

환 자: 70대 여성

주 소: 의치 새로 제작

현재 병력: 현재의 의치를 제작 후 6개월 정도 사용했다. 이전에 쓰던 의치는 6~7년 전에 제작했는데 아주 만족스러웠다. 최근에 서서히 의치가 쉽게 움직여서 음식물을 잘라 먹기 어려워진 듯하여 같은 치과의원에서 현재 의치를 제작했다. 그러나 새 의치로 식사를 하면 씹은 음식물이 위 의치 주변에 쌓이면서 매우 불쾌한 느낌을 받아 담당 의사에게 말했지만 "똑같이 만든 것이니 익숙해지면 괜찮을 것이다."라며 상대해 주지 않았다(그림 1~14).

Memo

Check Details

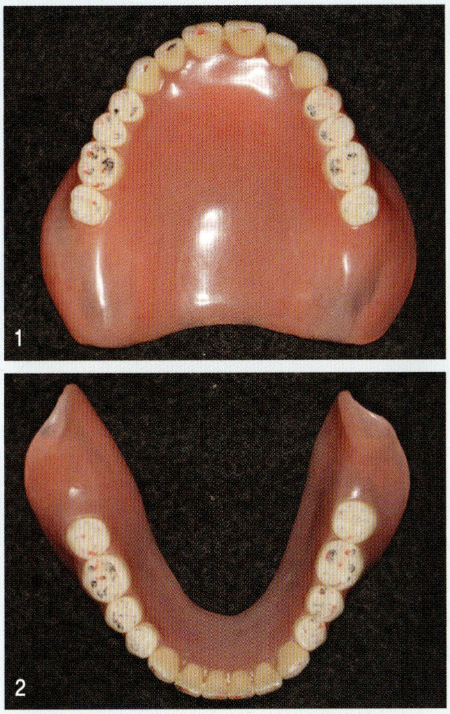

그림 1, 2. 현 의치, 상·하악 교합면.

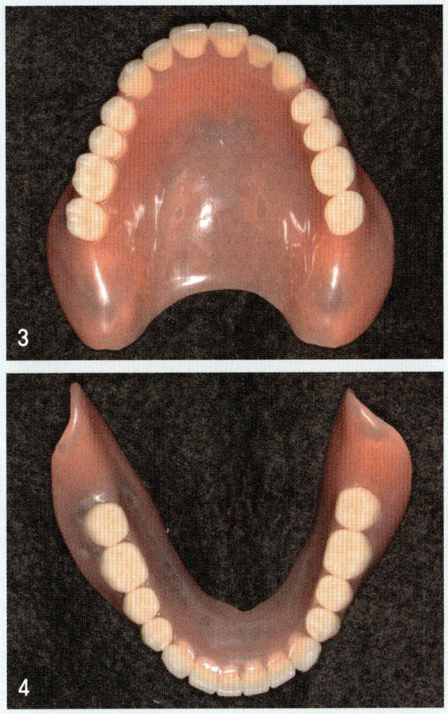

그림 3, 4. 옛 의치, 상·하악 교합면.

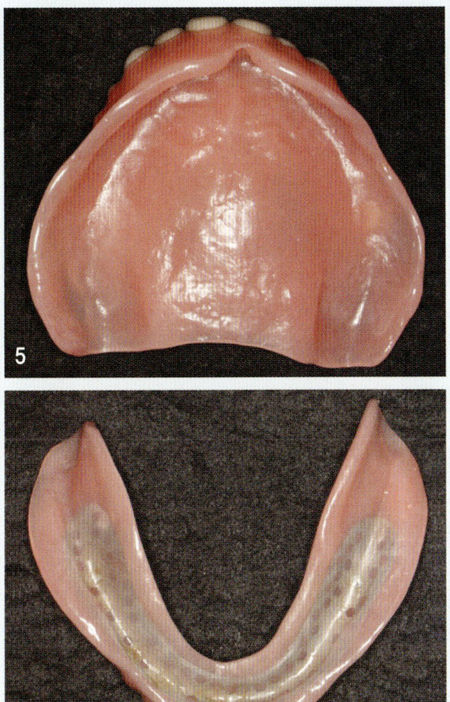

그림 5, 6. 현 의치, 상·하악 점막면.

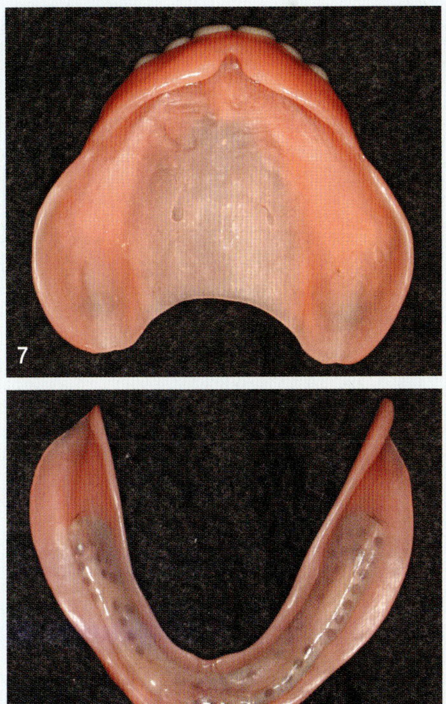

그림 7, 8. 옛 의치, 상·하악 점막면.

Check Details

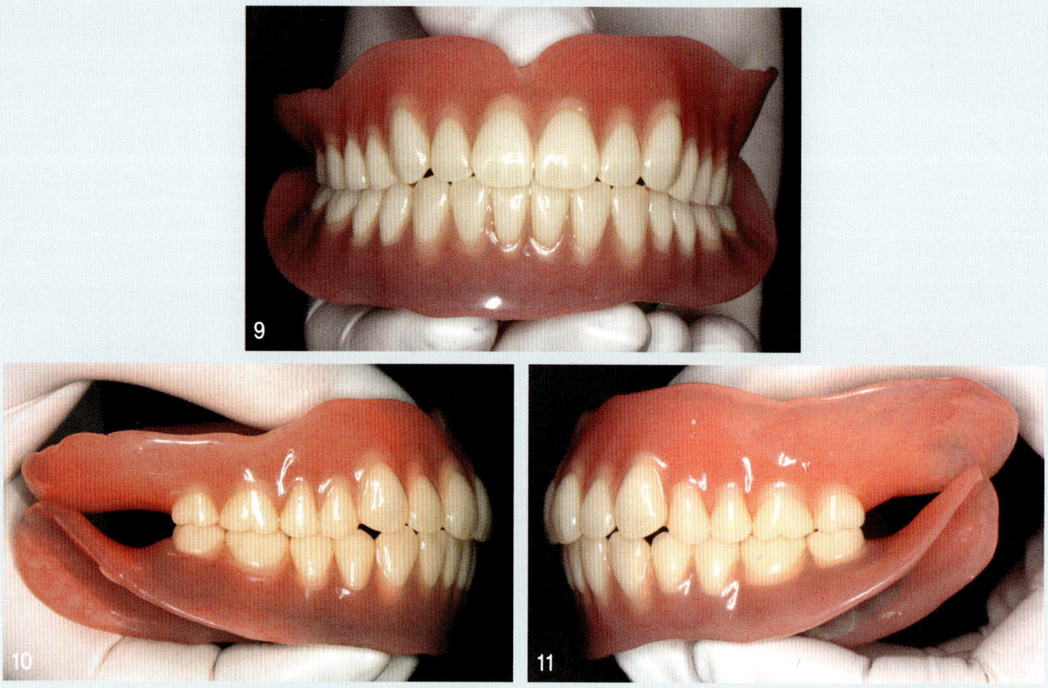

그림 9~11. 현 의치, 교합 상태의 정면 및 좌·우 측면.

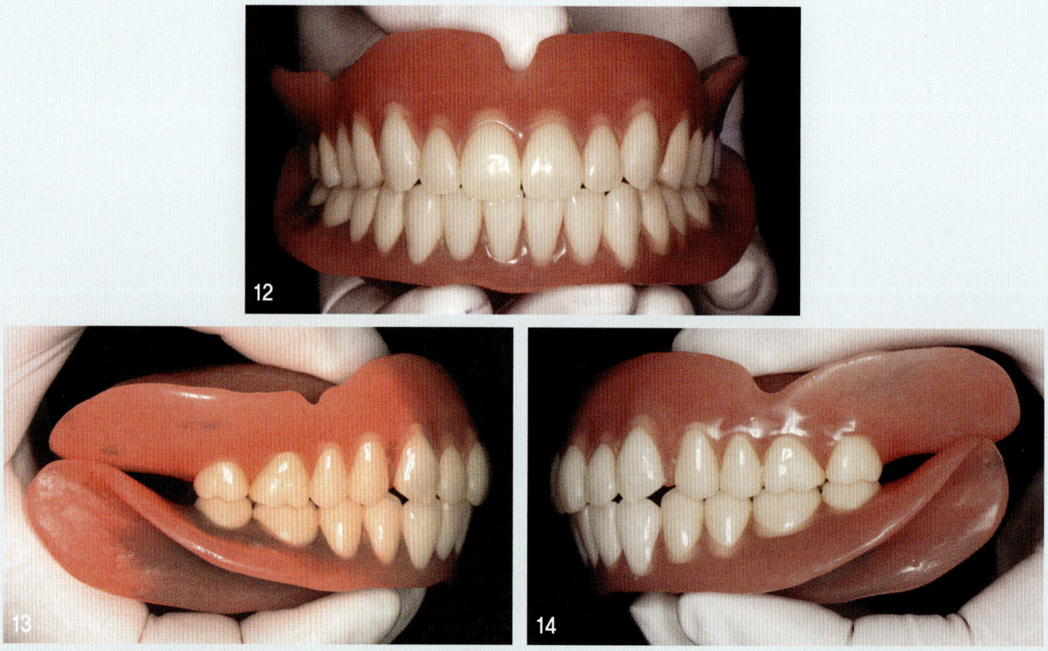

그림 12~14. 옛 의치, 교합 상태의 정면 및 좌·우 측면.

Memo

현 의치 분석: 이해의 '열쇠'

이번에는 지금까지와는 달리 현재 사용하고 있는 현 의치와 이전에 사용했던 옛 의치를 비교하여 주소가 왜 생겼는지 생각해 보기 바란다. 그럼 양 의치의 차이점과 공통점을 정리해 보자.

먼저 교합면에서 보면 상악에 관해서는 현 의치·옛 의치 모두 인공치가 약간 앞쪽에 배열되어 있는 것처럼 보인다. 특히 구치부에서는 옛 의치의 견치–제1소구치 사이에 틈이 벌어져 있었지만 현 의치에서는 틈이 보이지 않는 것 등(그림 15①)에 의해, 현 의치는 구치부의 맨 끝이 더 앞에 있는 것 같다(그림 15②). 상악 의치의 후연은 그 라인이 크게 다른데, 옛 의치는 일반적인 후연의 라인보다 짧은 듯하다(그림 15③). 하악 의치를 보면 대체로 비슷한 외형 라인이라고 할 수 있지만 우측 후연부는 옛 의치가 후악설골근와까지 연장되어 있는 것으로 보인다(그림 15④).

이어서 점막면을 보자. 상·하악 모두 의치의 외형은 현 의치, 옛 의치 모두 비교적 양호한 것처럼 보인다. 상악 정중의 위치는 현 의치와 옛 의치에서 약간 다르다(그림 16⑤). 상악 점막면에는 작은 기포가 약간 보이는데, 아마 직접 이장이 이루어졌기 때문인 것 같다(그림 16⑥). 하악을 보면 변연의 길이

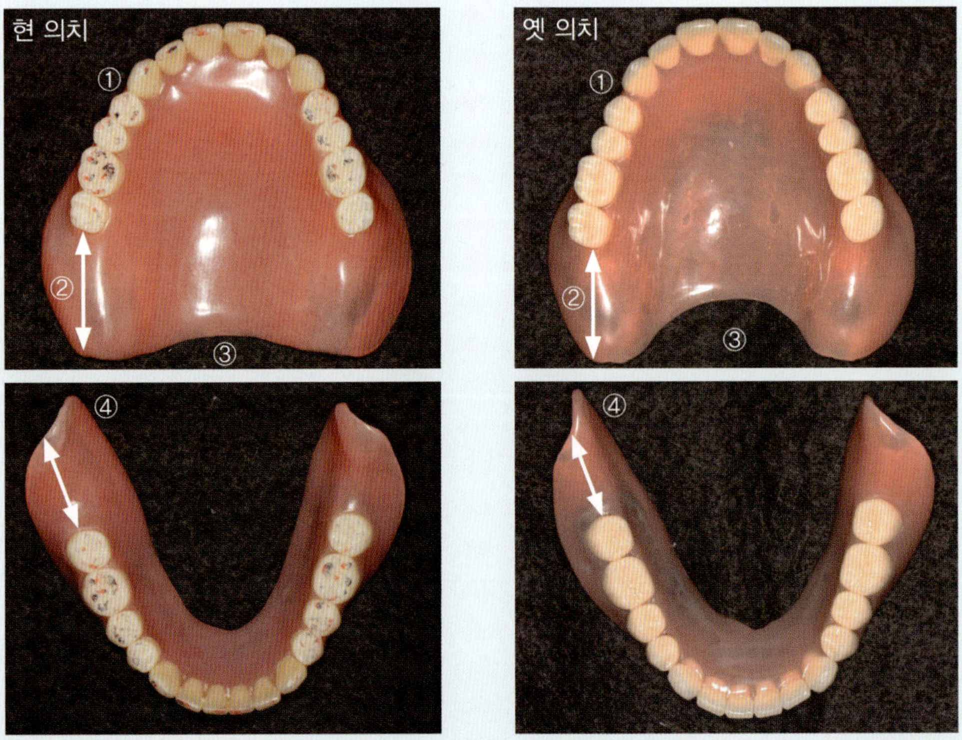

① 현 의치에서는 상악 견치–제1소구치 사이에 틈이 보이지 않는다.
② 현 의치의 구치부가 약간 더 앞쪽에 배열되어 있다.
③ 후연의 위치가 크게 다르다.
④ 후연의 길이가 약간 다르다.

그림 15. 교합면에서 얻을 수 있는 정보.

나 두께도 비교적 비슷하다(그림 16⑦). 특징적인 것이 보강 구조인데 치조제 전체를 덮는 것 같은 넓은 면적의 보강 구조가 식립되어 있다(그림 16⑧).

의치를 교합시켜서 정면에서 본 상태를 비교해 보면, 먼저 크게 다른 것이 의치 상연에 대한 전치의 수직적 위치다. 새 의치에서는 상·하악 의치 상연의 딱 중간 정도에 있는데 옛 의치에서는 훨씬 아래쪽에 있다(그림 17⑨). 인공치의 정중은 현 의치 쪽이 더 좌측에 가까이 있다(그림 17⑩). 인공치의 크기도 옛 의치가 더 큰 것처럼 보인다(그림 17⑪).

교합시켜 옆에서 보면 우선 눈에 띄는 것이 협소대부의 형태가 다르다는 점이다(그림 18⑫). 옛 의치에서는 크게 옆으로 비켜 있지만, 현 의치에서는 그다지 옆으로 비켜 있지 않은 형태다. 현 의치, 옛 의치의 교합평면을 보면, 모두 후구치삼각융기의 하연 부근을 지나고 있는데 옛 의치의 교합평면은 현 의치보다 전하방으로 기울어져 있다(그림 18⑬, ⑭).

마지막으로 현 의치, 옛 의치를 겹친 사진을 보자. 단순히 사진을 비교하는 것보다 확실하게 인공치 배열 위치의 차이와 입술 지지의 차이를 알 수 있다. 역시 현 의치는 옛 의치보다 배열 위치가 안쪽으로 되어 있는 것 같다(그림 19⑮, ⑯).

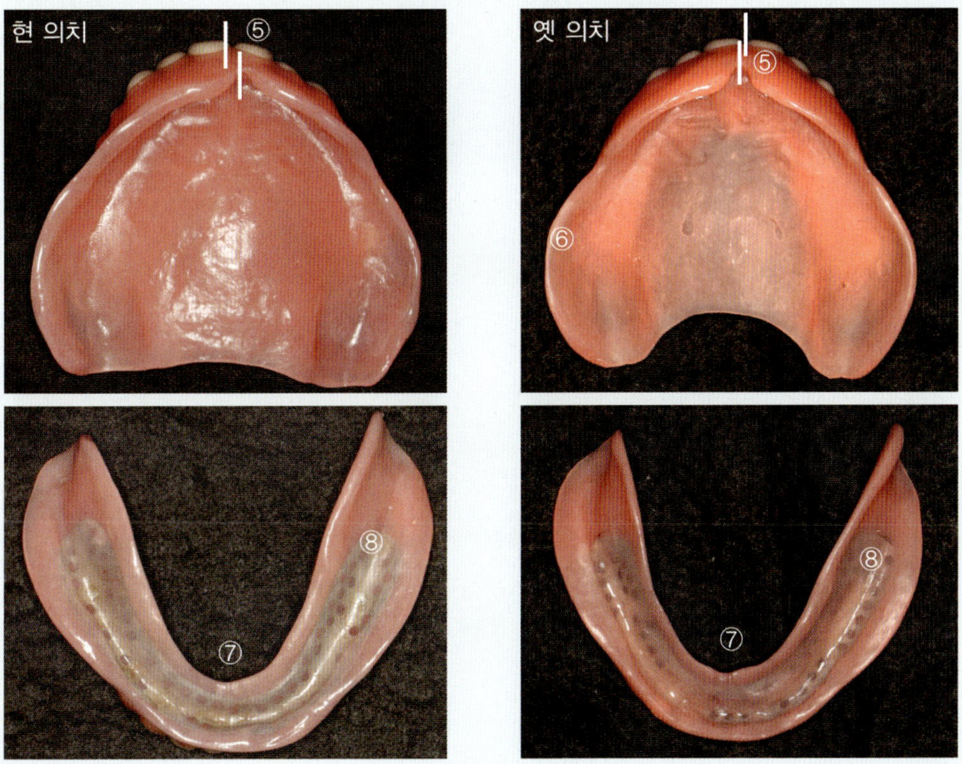

⑤ 인공치 정중의 위치가 다르다.
⑥ 옛 의치는 이장되어 있다.
⑦ 의치 상연의 형태나 두께는 대체로 비슷하다.
⑧ 현 의치, 옛 의치 모두 하악에 보강 구조가 식립되어 있다.

그림 16. 점막면에서 얻을 수 있는 정보.

Let's Analyse

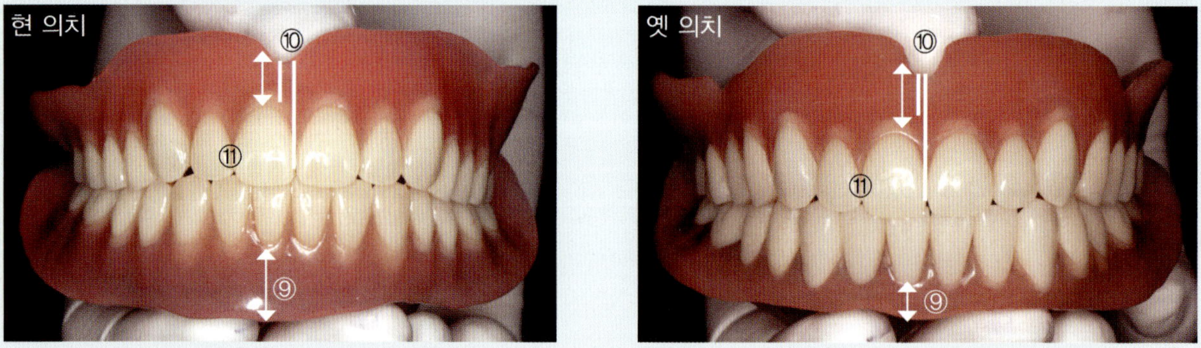

⑨ 전치의 수직적 위치가 다르다.
⑩ 현 의치는 상순소대에 비해 전치 정중이 좌측에 가깝다.
⑪ 전치 인공치의 크기가 다르다(옛 의치가 더 크다).

그림 17. 교합 상태의 정면에서 얻을 수 있는 정보.

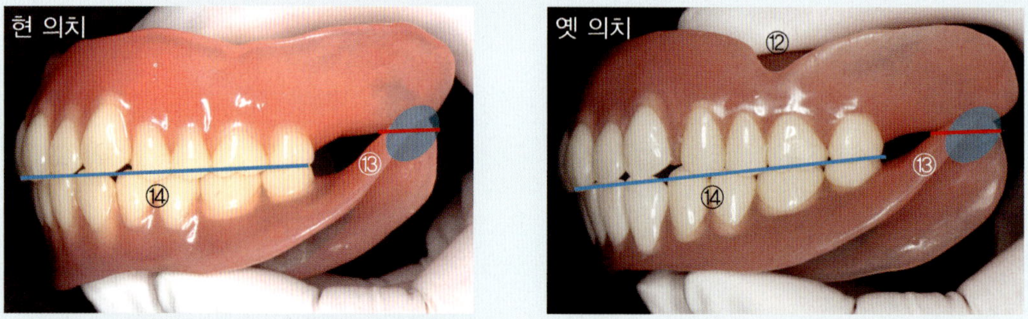

⑫ 협소대부의 의치 상연 형태가 다르다.
⑬ 현 의치, 옛 의치 모두 후구치삼각융기의 위치에 비해 교합평면의 위치가 낮다.
⑭ 교합평면의 각도가 다르다.

그림 18. 교합 상태의 측면에서 얻을 수 있는 정보.

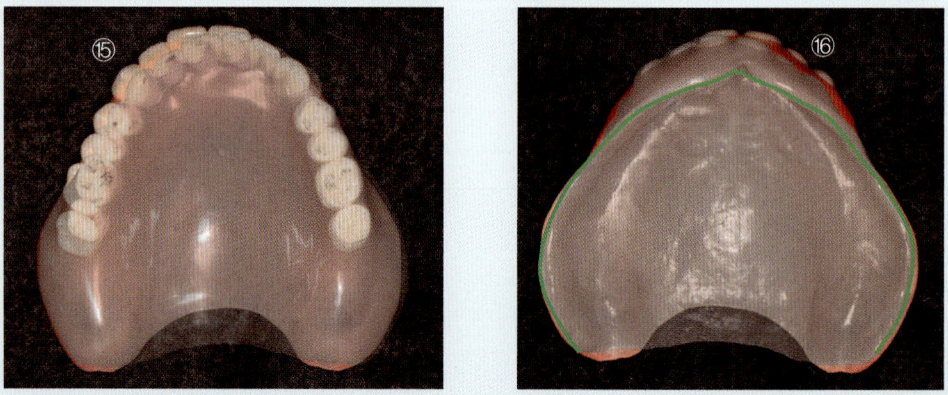

⑮ 현 의치는 우측 전치부~구치부에 걸쳐 설측에 있다.
⑯ 우측 전치부의 입술 지지는 옛 의치 쪽이 크다.

그림 19. 상악의 현 의치, 옛 의치를 겹친 사진에서 얻을 수 있는 정보.

현 의치 해석: 얻을 수 있는 '단서'

앞서 이야기한 분석 결과로부터, 우선은 주소의 원인을 고찰해 보자. 일반적으로 의치 주위에 음식물이 체류하는 원인으로는 '음식물이 유입되기 쉬워지는 원인'과 '들어간 음식물이 제거되지 않는 원인'의 두 가지로 나눌 수 있다(표).

그럼 본 증례에서는 어떨까? 우선 옛 의치에서는 음식물 체류를 호소하지 않았던 것을 보면, 입술이나 뺨의 운동 능력 저하나 의치상 형태, 상연의 길이에는 큰 문제가 없다고 생각된다. 즉, 음식물이 유입되기 쉬운 것이 문제라고 할 수 있는데, 현 의치와 옛 의치의 차이에서 분명한 것은 순협측의 풍융이다. 특히 겹친 사진에서 알 수 있듯이, 현 의치의 우측 인공치는 전치에서 구치에 걸쳐 설측으로 배열되어 있다. 그에 따라 입술 지지도가 특히 우측에서 옛 의치보다 감소하고 있다고 여겨진다. 이것이 하나의 큰 이유라는 것에는 의심의 여지가 없다. 그런데 정말 그뿐일까?

사실 본 증례에서는 또 한 가지 궁금한 점이 있는데, 그것은 전치의 수직적 위치와 그에 따른 교합평면의 경사다. 당연히 의치를 장착한 상태에서의 검사는 필요하지만, 의치의 사진에서 얻을 수 있는 정보로 판단하면 현 의치 전치의 수직적 위치나 교합평면에는 큰 문제가 없어 보인다. 그러나 옛 의치에 비하면 전치의 위치가 매우 다르다. 특히 환자가 상악 의치에 증상을 호소하고 있는 것도 포인트이다. 즉, 상악의 전치가 현 의치에서 꽤 위쪽에 있어 음식물 조각이 유입되기 쉬워졌을 수 있다(그림 20).

표. 음식물이 체류하는 원인

음식물이 유입되기 쉬움	음식물을 제거할 수 없음
• 순협측 풍융 부족	• 입술이나 볼의 운동 능력 저하
• 의치의 동요가 큼	• 순협측의 의치상 형태 불량
• 인공치의 배열 위치 불량	• 상연의 길이 불량

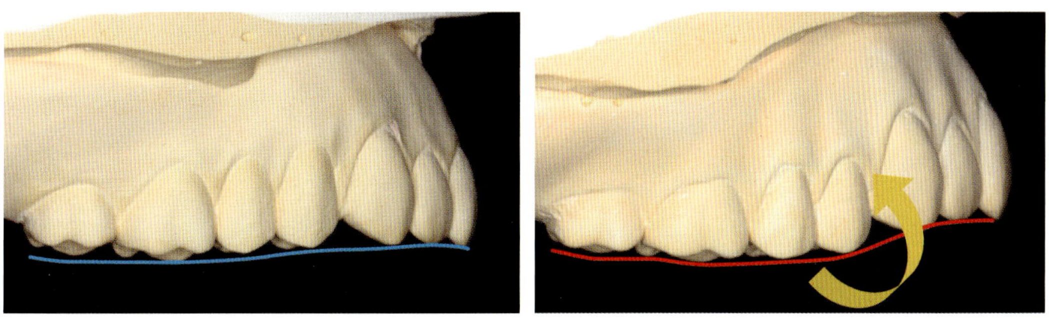

그림 20. 전치의 위치가 크게 바뀌면 저작 중에 음식물이 유입될 가능성이 있다.

새 의치 계획

본 증례에서 새 의치를 제작할 때의 포인트를 들어 보자.

우선 주소에 대해서는 입술 지지를 옛 의치에 맞춰 회복시키는 것과, 인공치 배열 위치도 옛 의치에 가까운 위치로 하는 것이 좋다.

그 밖에 주의해야 할 포인트로는 교합고경과 구치부 인공치 배열을 들 수 있다.

교합고경에 관해서는 앞서 이야기한 것처럼 교합평면의 위치에서 추측해 보면 현 의치, 옛 의치 모두 약간 낮을 가능성이 있다. 물론 장기간 사용으로 환자가 적응했다고 생각되므로 크게 거상할 필요는 없을지도 모르지만, 한번 더 안모 소견과 안정 공극(freeway space)을 확인해서 재고해야 할 것 같다.

이번에는 인공치의 배열 위치에 대해 살펴보자. 교합면 사진에서 알 수 있듯이 의치상에서 추측되는 치조제의 균형으로 미루어 볼 때 인공치는 앞쪽에 있는 것처럼 보인다. 즉, 조금 더 뒤쪽에서 구치부 교합 접촉을 하더라도 유효한 저작 영역으로 활용할 가능성이 있다. 그때 하악은 그다지 여유가 없어 보이지만, 앞에서 말한 것처럼 교합고경을 조금 거상하면 다시 구치부의 인공치 배열이나 치아의 수, 크기 등을 검토할 필요가 있을 것이다.

여기서 강조하고 싶은 것은 어떤 증례에서든 루틴으로 표준적인 크기의 인공치를 단순히 제2대구치까지 배열하는 것이 아니라, 결정된 악간관계에서 저작 기능을 최대한 회복시키기 위해서 구치부의 크기나 인공치의 수를 재검토하는 수고를 아끼지 않아야 한다는 것이다.

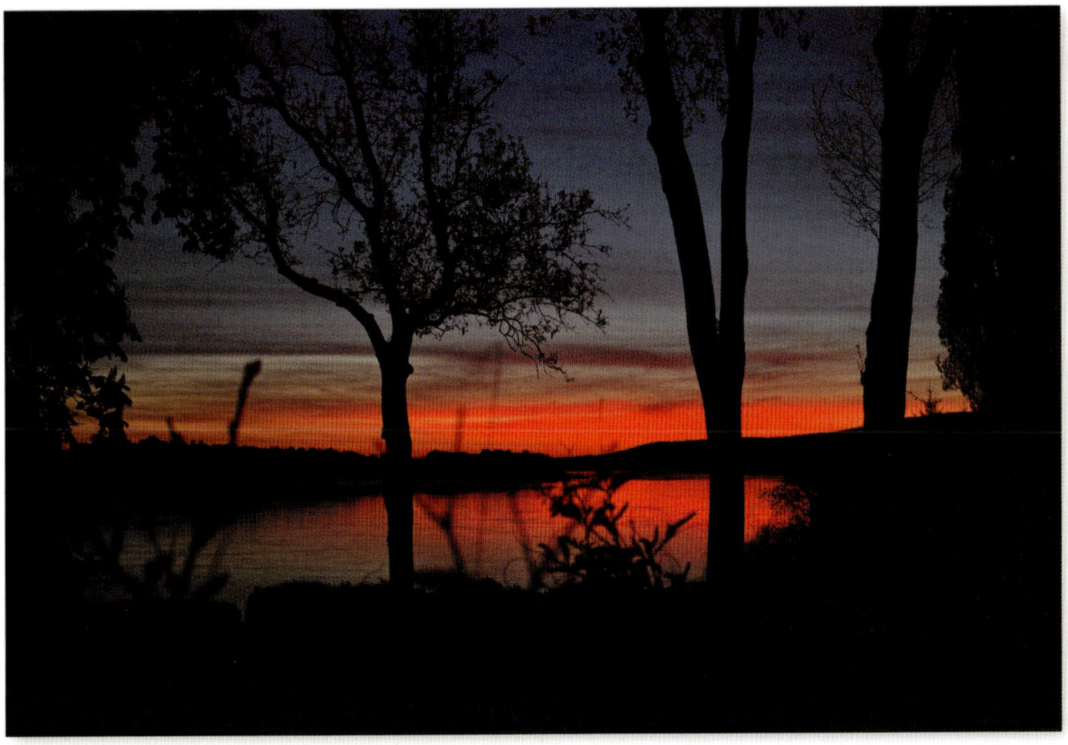

Seine River, Haute-Normandie (France)

현 의치의 촬영에 대하여
- 촬영해야 할 사진과 촬영 포인트

① 교합면, ② 점막면

교합평면에 대해서 최대한 수직으로 촬영한다(그림 1). 따라서 교합면을 테이블(수평면)에 설치한다. 단, 후구치삼각융기부나 구개부가 접촉하는 경우에는 그림 2~5처럼 유틸리티 왁스 등으로 조정한다.

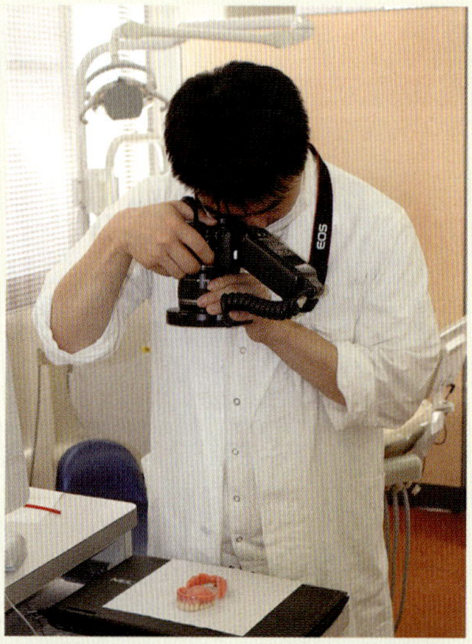

그림 1. 점막면, 교합면의 촬영은 교합평면에 대해 최대한 수직이 되도록 실시한다.

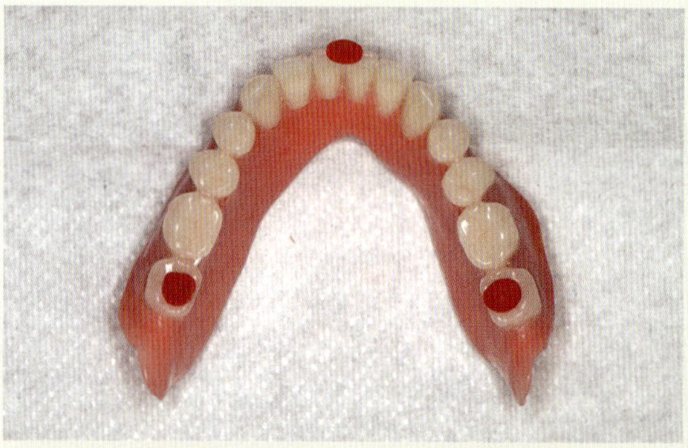

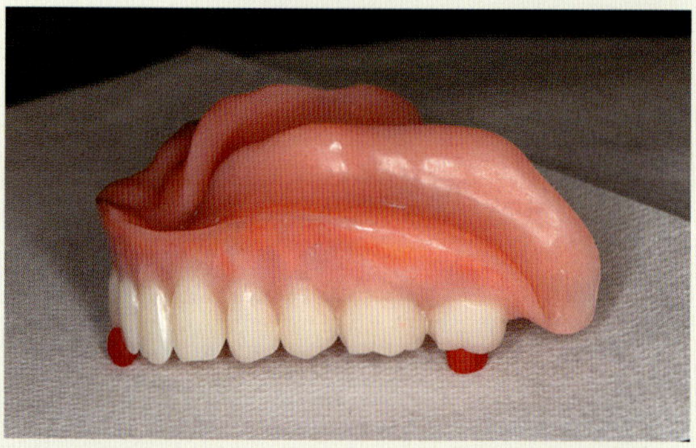

그림 2, 3. 후구치삼각융기부가 접촉할 때는 교합면에 유틸리티 왁스를 붙여 의치상과 교합평면이 평행해지도록 한다.

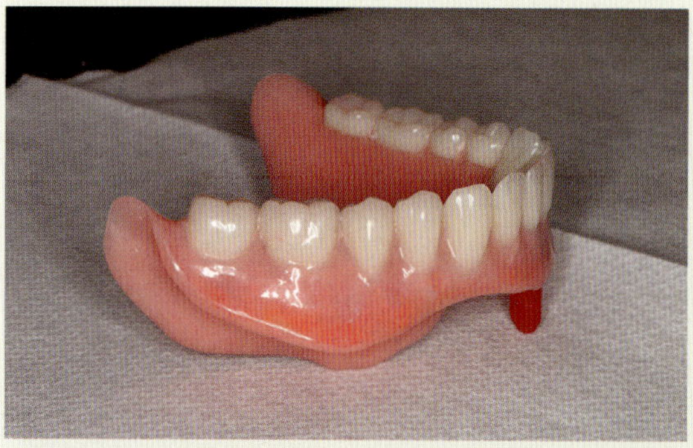

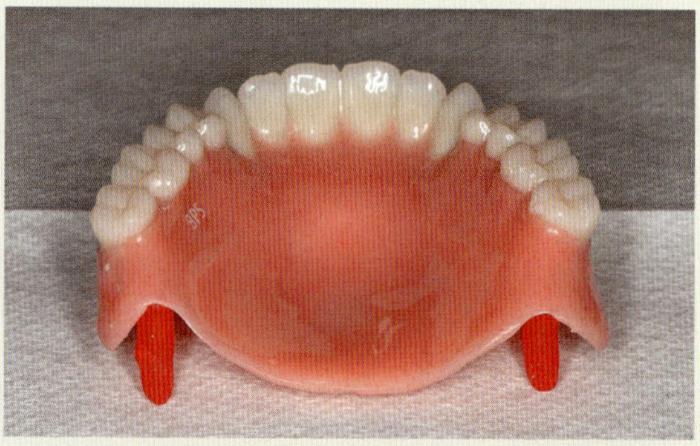

그림 4, 5. 교합면 측의 촬영 시에도 점막면에 유틸리티 왁스를 붙이는 것으로, 최대한 교합평면이 의치상과 평행해지도록 한다.

③ 교합 상태_정면, ④ 교합 상태_후면

한 손으로 의치를 교합시켜 교합평면에 대해 평행하게 촬영한다(그림 6, 7). 안정이 좋지 않은 경우에는 설측 또는 순측에서 유틸리티 왁스로 고정한다.

⑤ 교합 상태_좌측면, ⑥ 교합 상태_우측면

한 손으로 의치를 교합시켜 교합평면에 대해 평행하게 하고, 정중선에 대해 수직인 방향(정확히 옆 위치)에서 촬영한다(그림 6, 7).

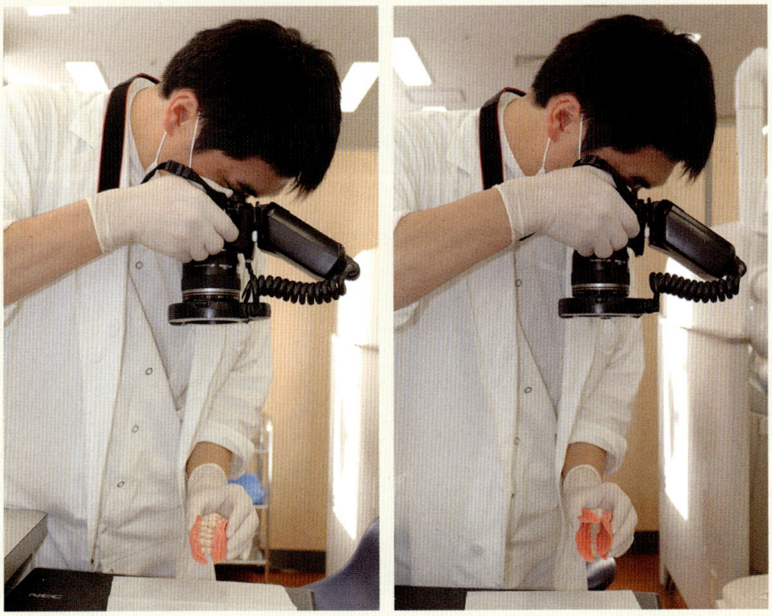

그림 6, 7. 교합 상태에서의 촬영은 교합평면에 대해 최대한 평행이 되도록 촬영한다.

또한 iPhone 등의 스마트폰 카메라로도 현 의치 촬영을 충분히 할 수 있다. 단, 근접 촬영하면 왜곡이 커지므로 피사체의 의치에서 조금 떨어져 줌(zoom)을 이용해서 촬영하는 것이 좋다(그림 8, 9).

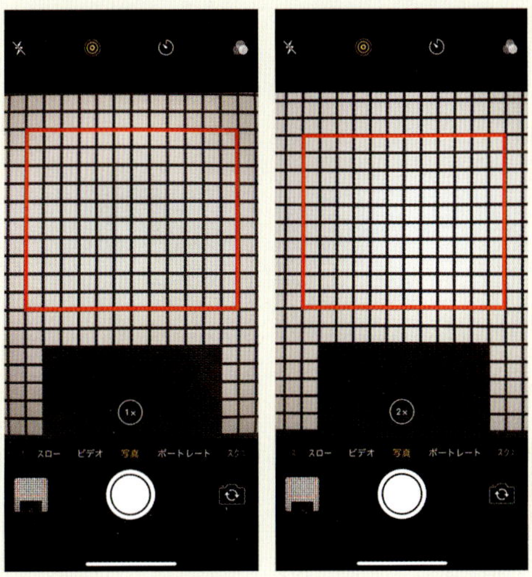

그림 8, 9. 현 의치의 촬영은 스마트폰 카메라로도 충분하지만, 조금이라도 왜곡을 줄이기 위해서 2배율로 촬영하는 것이 좋다. 화면의 네 귀퉁이를 좌·우 사진에서 비교하면, 우측(2배율)보다 좌측(1배율) 모눈이 왜곡되어 있는 것을 알 수 있다.

EXTRA 2

현 의치의 무엇을 보는가?

– 현 의치에서 봐야 할 포인트

이 제목에 대해 이 책에서 다룬 체크 포인트를 모두 정리하면 95페이지에 나타낸 것처럼 서른 가지가 넘는 포인트가 된다(그림). 그런데 이것이 전부는 아니다. 각 증례에 특징적인 소견이 있다면 그것을 파악하여 왜 그렇게 된 것인지를 고찰해야 한다.

이 항목들에 대해 기입 용지를 작성하여 모든 증례를 적어 두는 것이 이상적이지만, 바쁜 진료 시간 동안에는 매우 어려운 일이라 현실적이라고 할 수 없다. 그러므로 사진을 찍어 두었다가 진료 후에 차분히 검토하는 것을 추천하고 싶지만, 적어도 어떤 증례인지는 이 체크 포인트를 확인하면서 검토해 두어야 그 중에 봐야 할 포인트에 저절로 눈이 가게 되지 않을까?

교합면

① 구치부 인공치와 협측 상연의 거리
② 전치부와 구치부 치열궁의 연속성
③ 파운드 라인과 구치부 인공치의 배열 위치
④ 구치 원심과 의치 후연의 거리(좌·우차)
⑤ 인공치의 상태(교모, 절삭 부위 등)
⑥ 인공치의 색조와 형태(상·하 전 구치의 비교)
⑦ 의치상 파절, 인공치 이탈 등의 수리 흔적
⑧ 의치상의 변색과 착색

점막면

⑨ 오염, 변색[이장재, 조직 조정재의 열화(degradation) 등]
⑩ 치조제정의 치열궁
⑪ 치조제부 형태의 폭, 높이, 좌·우차
⑫ 의치 후연과 정중선, 치조제정 치열궁의 관계
⑬ 의치 상연의 두께와 그 대칭성
⑭ 보강 구조의 유·무와 주행

교합면과 점막면을 합쳐서

⑮ 치조제정과 인공치의 위치관계

정면

⑯ 상·하 정중의 어긋남(인공치끼리, 소대와 인공치)
⑯ 상·하 상연과 교합평면의 관계
⑱ 개방교합, 구치 반대교합 등, 인공치의 피개관계, 그 좌·우차 등의 교합관계
⑲ 인공치의 고경
⑳ 소대의 릴리프양

후면

㉑ 익돌 하악 주름과 하악 의치 후연과의 관계와 좌·우차
㉒ 전치부 오버바이트
㉓ 상악 설측교두의 교합
㉔ 상악 상연, 상악 결절 후연, 구개부의 평면, 교합평면 등의 각 평면의 관계
㉕ 하악 설측상연의 길이, 두께

측면

㉖ 상·하 의치 후연의 위치관계, 좌·우차
㉗ 후구치삼각융기의 피개 정도
㉘ 구치부 교모량의 정도
㉙ 후구치삼각융기와 상악 결절 사이의 거리
㉚ 교합평면과 후구치삼각융기의 관계
㉛ 상·하 전치부 상연 사이의 거리
㉜ 상·하 상연(치조제)의 평행성 그리고 교합평면과의 관계

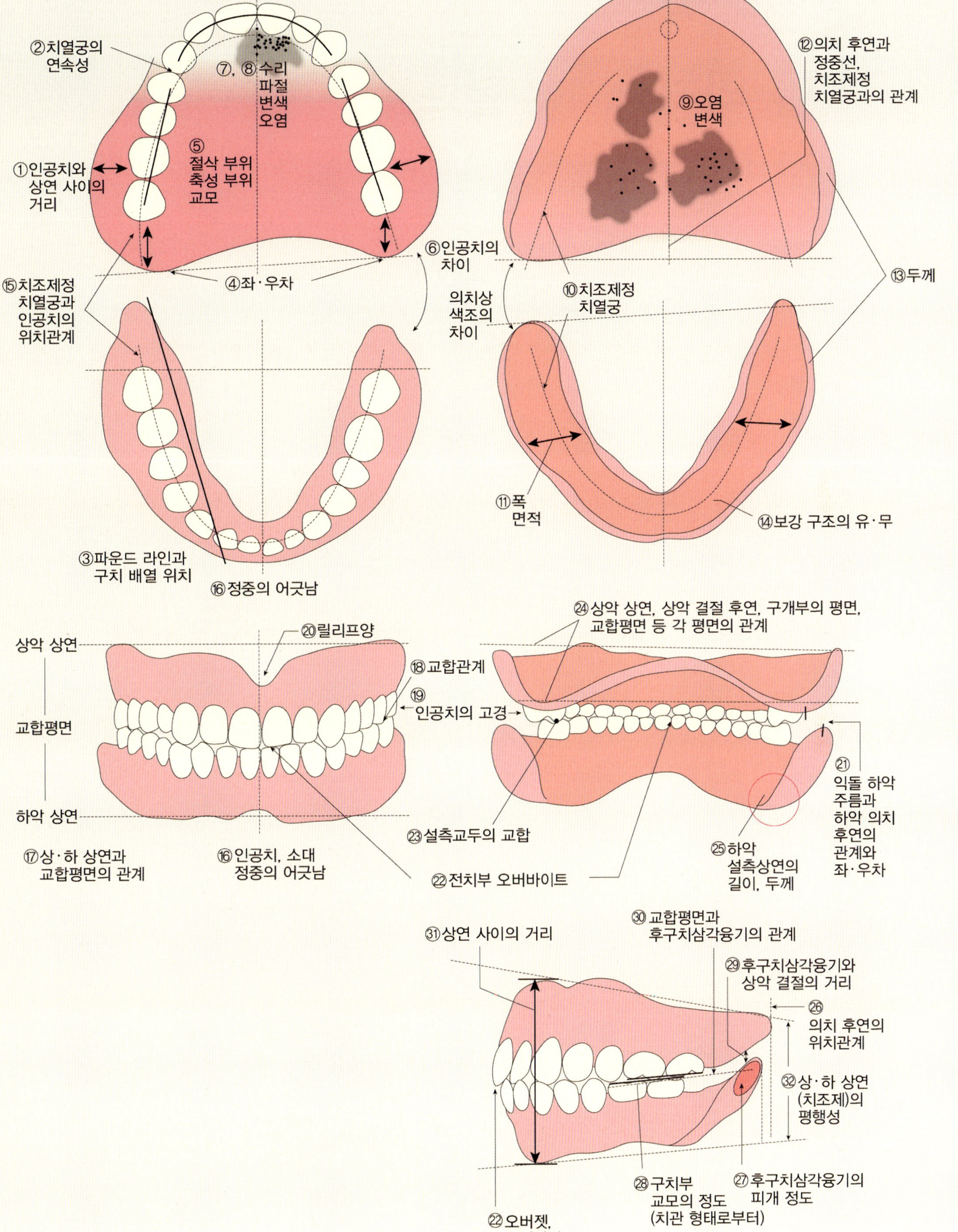

그림. 현 의치의 체크 포인트.

Murotani Yuki(室谷有紀) 그림

새 의치에 대한 힌트를 치과기공사와 공유하기 위해
-현 의치를 인상채득 해 두는 것의 의의

이 책에서는 현 의치 사진에서 다양한 정보를 얻는 힌트를 소개해 왔는데, 실제로 새 의치를 제작하는 데 더욱 도움이 되는 팁을 하나 소개하고자 한다. 그것은 '현 의치를 인상채득 하고 그것을 치과기공사에게 넘겨 주는 것'이다. 이미 실천하고 있는 독자도 많을지 모르겠지만 다시 한 번 그 순서와, 어떻게 도움이 되는지에 대해 해설해 두고자 한다.

현 의치 인상채득의 순서

① 트레이의 선택

트레이는 되도록 프레임이 길고 큰 것을 선택한다(망 트레이라면 A 사이즈 등)(그림 1).

② 알지네이트 인상재의 연화, 축성

알지네이트 인상재의 양은 평소보다 넉넉하게 한다. 3컵 분량이 기준이다. 가능하면 찬물을 이용하여 작업 시간을 연장시키는 것이 좋다. 인상재를 트레이에 넉넉히 쌓아 올린다(그림 2).

③ 인공치 주위에 바름

소량의 인상재를 인공치 주위나 구개부에 손가락으로 바른다(그림 3).

④ 의치의 압접과 성형

의치를 깊이 압접하고 넘쳐흐른 인상재를 옆에서 눌러 성형하고, 상연을 넘어 의치를 에워싸듯이 형태를 정돈한다(흐르는 물로 또는 손가락을 적신 상태에서 진행하는 것이 좋다)(그림 4~6).

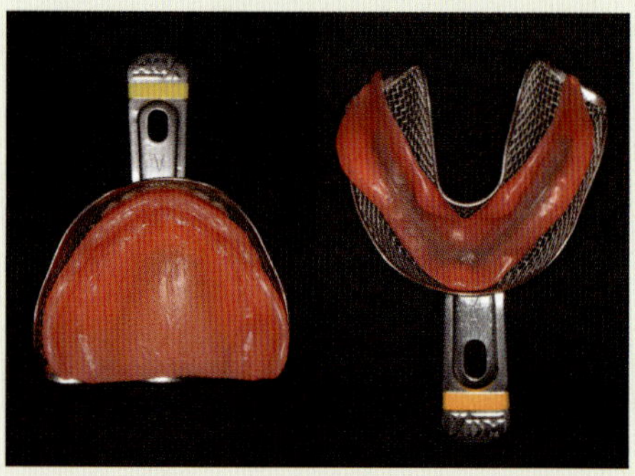

그림 1. 트레이는 큰 사이즈를 선택한다.

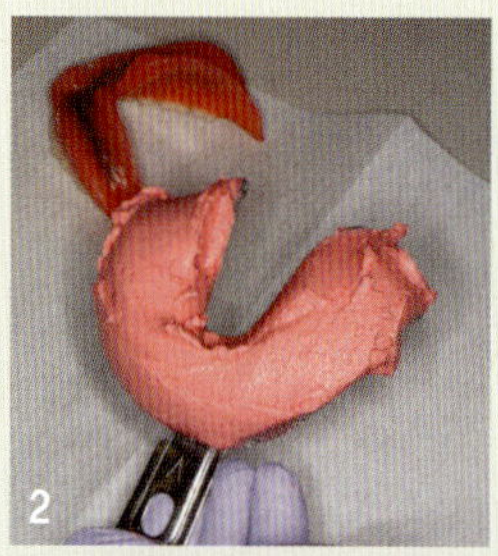

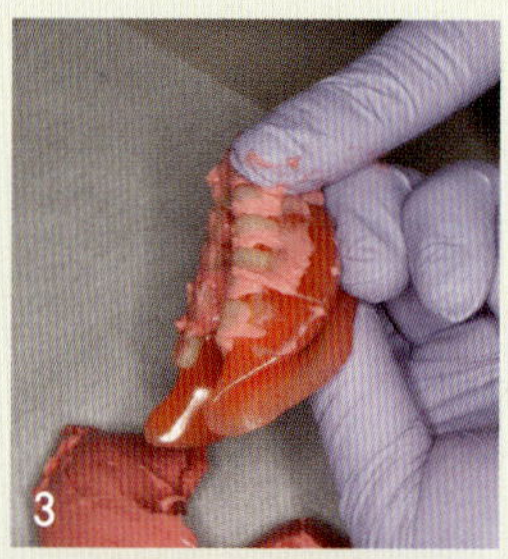

그림 2. 알지네이트 인상재의 양은 넉넉히, 확실하게 쌓아 올린다.

그림 3. 인공치 주위에는 기포가 들어가지 않도록 손가락으로 인상재를 발라 둔다.

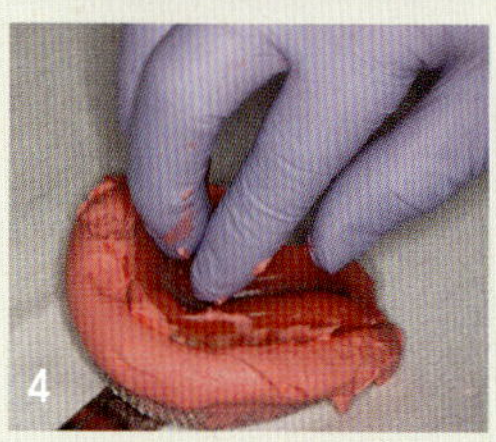

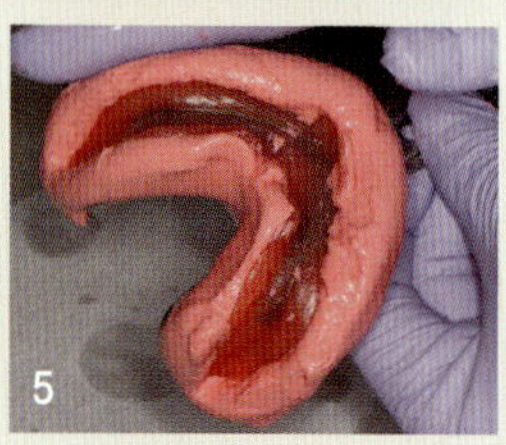

그림 4, 5. 깊이 압접하여 상연을 넘는 곳까지 인상재를 성형한다.

치과기공사와 공유할 수 있는 정보

이 인상으로 얻은 모형(그림 7)을 치과기공사에 건네주면 다음과 같은 다양한 정보를 치과기공사와 공유할 수 있다(그림 8~12).

① 인공치의 크기와 형태
② 정중의 위치
③ 전치부 평면
④ 연마면 형태
⑤ 상연의 형태와 길이
⑥ 교합평면
⑦ 인공치 치열궁
⑧ 배열 위치
⑨ 설측·구개부의 형태
⑩ 교합관계
⑪ 대략적인 교합고경
⑫ 상연에서 전치 절연까지의 거리

이러한 정보들은 현 의치에서 알아낸 새 의치를 위한 힌트를 구체화하는 데 매우 도움이 될 것이 틀림없으므로 반드시 실시해야 할 사항이다.

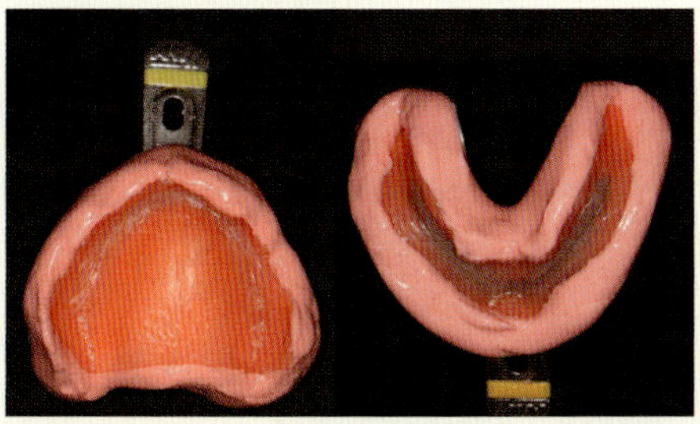

그림 6. 인상이 완료된 상태. 확실히 상연을 넘어 채득되어 있음을 알 수 있다.

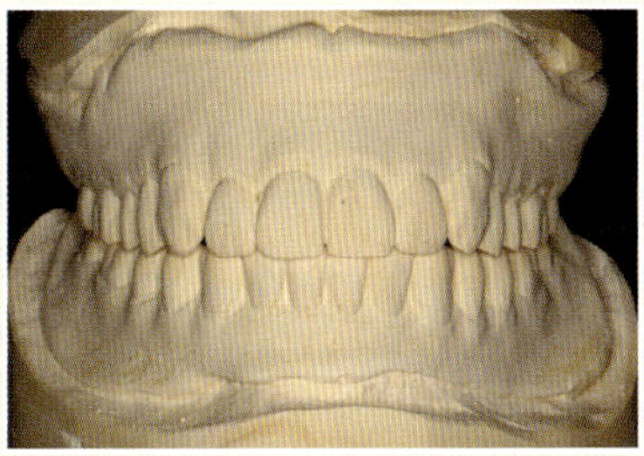

그림 7. 완성된 현 의치의 모형.

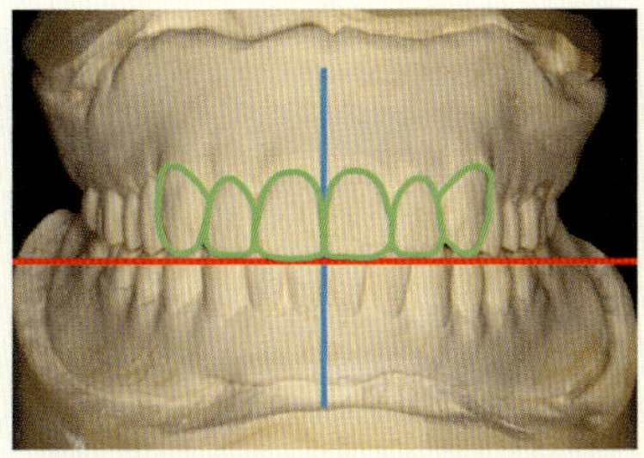

그림 8. 이 모형의 정면에서 알 수 있는 정보. 인공치의 크기, 형태, 정중의 위치, 전치부 평면, 연마면 형태.

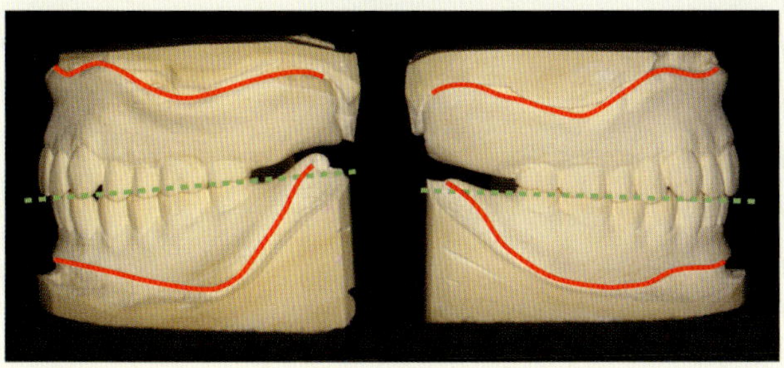

그림 9. 이 모형의 측면에서 알 수 있는 정보. 상연의 형태, 길이, 교합평면.

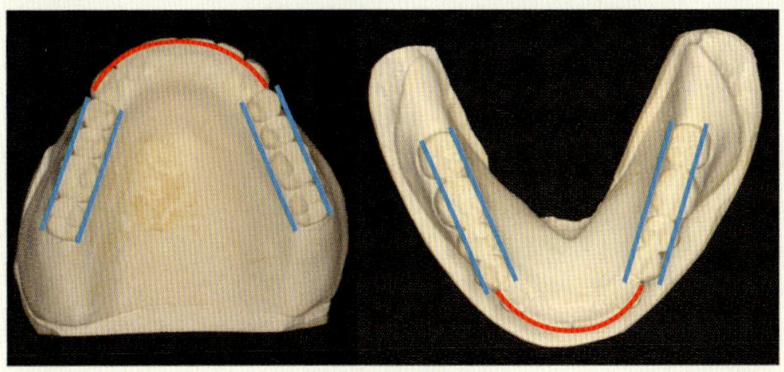

그림 10. 이 모형의 교합면에서 알 수 있는 정보. 인공치 치열궁, 배열 위치.

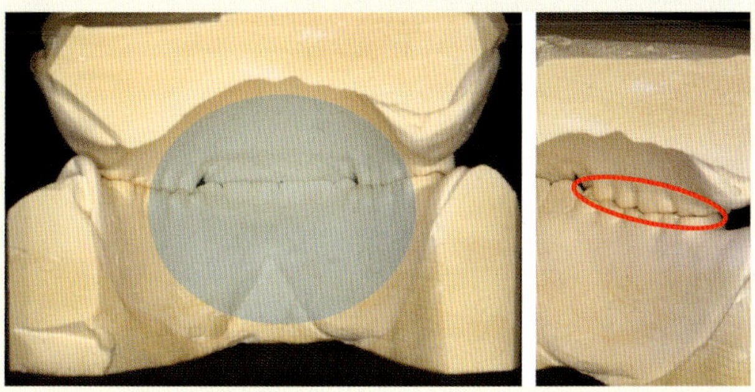

그림 11. 이 모형의 후방면에서 알 수 있는 정보. 설측·구개부의 형태, 교합관계.

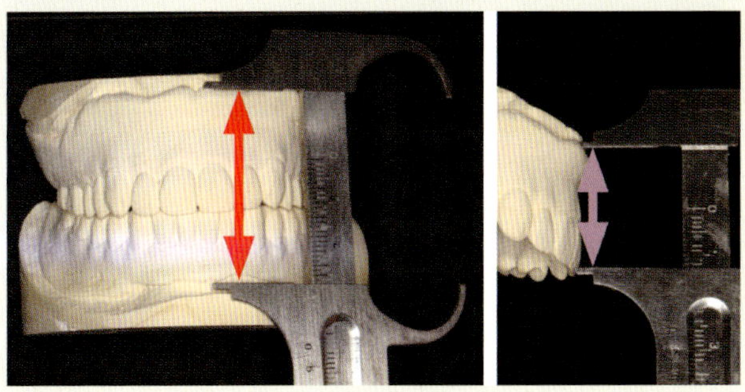

그림 12. 이 모형의 교합 상태에서 알 수 있는 정보. 대략적인 교합고경, 상연으로부터 전치 절연까지의 위치.

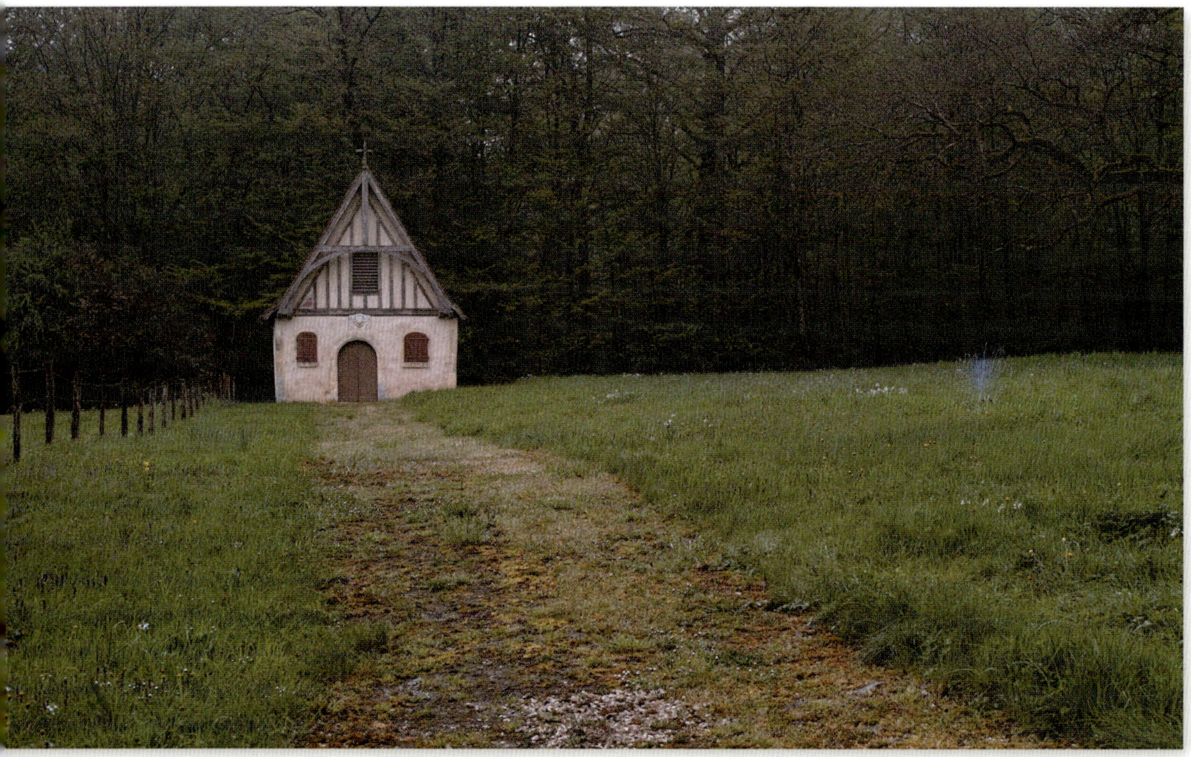

Fontainebleau Forest (France)

맺음말

이 책은 새 의치를 제작할 때 환자가 현재 사용하고 있는 현 의치에서 얻을 수 있는 정보를 어떻게 활용할 것인지를 테마로 하여 월간 "치계전망(Dental Outlook)"에서 1년 동안 연재한 내용을 정리한 것이다.

이 책을 통해 총의치라는 보철물은 다른 보철물에 비해 장착 후에 보철물 자체가 가지는 정보량이 훨씬 많다는 것을 눈치챘는가?

즉, 의치의 점막면을 보면 대략적인 치조제의 흡수 상태나 형태 등의 특징을 알 수 있고, 교합 상태를 보면 대략적인 악간관계까지 파악할 수 있다. 다시 말하자면, 의치는 구강 내의 음형, 인상이라고도 할 수 있다.

게다가 환자는 현 의치가 무언가 좋지 않다는 것을 느끼고 그것을 바탕으로 주소가 생긴 것이므로, 현 의치에 그 원인이 되는 정보가 거의 다 포함되어 있다고 해도 과언이 아니다. 즉, 현 의치에서 다양한 정보를 수집하고 음미하는 것은 의치 치료를 성공시키기 위해 꼭 필요한 단계라고 할 수 있다. 단지 이 책은 어디까지나 '의치만을 보고 예상한' 범주에 불과하므로, 확진을 위해서는 구강 내에서의 적절한 검사가 필요하다는 것도 명심하기 바란다.

이 책을 본 독자 여러분이 현 의치에서 얻은 다양한 정보를 활용하여 조금이라도 더 좋은 의치를 환자에게 제공할 수 있기를 바란다. 그것에 도움이 될 수 있다면 필자로서 더 바랄 것이 없다.

덧붙여 이 책에 실은 증례의 대부분은 오사카대학 의국 재적 중에 필자의 진료 그룹 후배들이 제공해 준 것이다. 이것은 직접 진료를 시행한 증례에 대하여 지금까지의 경위나 무엇이 문제였는지 등, 답을 알고 있는 상태에서의 해설이 될 것으로 생각했기 때문이다.

마지막으로 이 증례를 제공해 주고 세세한 교정 어드바이스를 해 준 진료 그룹 후배인 Enoki Kaori(榎木香織) 선생님, Inomata Chisato(猪俣千里) 선생님, Takeshita Hajime(武下 肇) 선생님, Mihara Yusuke(三原佑介) 선생님, Hatta Kodai(八田昂大) 선생님, Fukutake Motoyoshi(福武元良) 선생님, Sato Hitomi(佐藤仁美) 선생님, Kouno Hitomi(河野 瞳) 선생님, Hagino Hiromasa(萩野弘将) 선생님, 또한 현 의치에서 꼭 봐야 할 포인트를 일러스트로 잘 정리해 주신 Murotani Yuki(室谷有紀) 선생님, 연재와 서적화에 관여해 주신 담당 Ueda(上田) 씨를 비롯한 의치약출판사 여러분께 깊이 감사드린다.